発達障害の素顔

脳の発達と視覚形成からのアプローチ

山口真美　著

ブルーバックス

装幀／芦澤泰偉・児崎雅淑
カバーイラスト／齋藤昌子
本文・章扉デザイン／長谷川義行（ツクリモ・デザイン）
図版／朝日メディアインターナショナル

はじめに

筆者は、乳幼児の心と脳の発達を研究する心理学者である。この世界がなぜ、このように見えるのか、その当たり前のように見える不思議を探っている。

心と脳の発達を調べるうちに、ちょっと気になることに遭遇することもある。

「うちの子は自閉症だと思うんですけど……。研究室に伺うので、ぜひ見てください！」

赤ちゃん実験を始めて5年ほど経過した頃に、そんな電話を受けたことがあった。

私たちの研究室では、実験に参加する赤ちゃん研究員を広く募集している。新聞の折り込みチラシに「赤ちゃんを対象とした見ることの検査」といった広告を出して、赤ちゃんをもつ家庭からの応募を待つ。その電話も、折り込みチラシと研究室のホームページを見たことが、きっかけだったようだ。

私たちの研究室で行うのは、赤ちゃんを被験者にして、形や色、動き、そして顔を見ることなど、視覚に関する機能を調べる「赤ちゃん実験」である。実験のデータを収集するのとあわせて、実験に参加したお礼として、それぞれの家庭の結果をその都度送っている。実験に参加した家族は、自分たちの子どもの発達状態を知ることができるのである。

電話をしてきたお母さんが研究室に連れてきたのは、生後6ヵ月の赤ちゃんだった。上のきょうだいが自閉症であるため、第二子もそうであるにちがいないと、お母さんは思い込んでいるようだった。

後に詳しく説明するように、自閉症の診断は、言葉や社会性の問題が表面化する2歳半から3歳にならないと、確定が難しい。しかしそれらしき兆候は、赤ちゃんの頃からもなんとなく感じられる。なんとなくわかるが、そのうちの大半の子どもは、成長していく中で自閉症的な兆候は消え去り、自閉症と診断されることもない。それが発達の不思議である。

その電話の主も、わが子の様子に直感的にひっかかるところがあったのだろう。しかし、こういう事態で世間が想像するような、悲壮な感じは決してなかった。「この子も自閉症かもしれない」の背景には、むしろ「そう思う方が、楽しいかもしれない」という気持ちが大いに感じられた。「うちの子は、何か人とちがった才能があるのでは」という強い信念があった。

もちろん大変なことはいろいろあって、だからこそ私たちの研究室にコンタクトを取ってきたことは確かだろう。その上で知的好奇心は人一倍強く、「うちの子には、何が見えるの」「うちの子には、何が見えないの」と赤ちゃん実験に積極的に参加してくるのだ。そこには、子どもの個性をひとつの可能性としてとらえ、そのちがいを純粋に驚き、楽しんでいるお母さんの姿があった。

とが目的のひとつである。そのためには、大人と赤ちゃんの見る世界のちがいを知ることを出発点として、その背景にある高度な脳の発達と、それを支える環境とのインタラクションを探る必要がある。

私たちが研究する心理学・認知科学と呼ばれる分野では、人の心のメカニズムを解明するこ

心理学は、医学のように直接的に人の役に立つことはない。さまざまな精神的な問題や行動改善には投薬が一般的だが、それは医師の手によるものだ。

一方で私たちの実験で提供できることは、「その子の発達的な変化」と「その子が見えていることと、見えていないこと」に関する情報、ただそれだけである。

では心理学は無力なのかというと、心理学が提供する「知識」には別の力がある。

もちろん問題を抱える子をもつ親の一番の心配事は、「学校でうまくやっていけるか」「社会にうまく送り出せるか」から、「どうやったら問題は改善できるのか」「どう教育したらいいのか」までさまざまだ。じつは、これらの問題の対処に、心理学は大いに貢献している。

たとえば問題を抱えた子どもを支援する学習とその進め方は、学習心理学の知見に基づいている。そして発達障害かどうかを診断する検査も、心理学の知見によるところが大きい。自閉症をはじめとする発達障害は、遺伝子や生化学的な検査で明確に診断できないからだ。社会的な行動に問題がないか、お母さんの声かけにきちんと答えられるか、言葉に遅れはないか、知

能検査の各項目にバラツキはないか……。そうした心理学的な検査に基づいた診断に頼らざるを得ない状況にある。

さらにいえば、一連の検査を受け、支援の機会が設定できたとしても、家族にとってはそれで完了というわけではない。子どもの発達に寄り添っていくことが必要で、それが発達障害の特徴ともいえる。それはある意味、子どもをもつすべての家族と同じ状況で、それがより強調された形で表れているともいえる。

親の望みは、子どもたちを、社会の中で役割をもつ一人の存在に育て上げることだ。一方で子どもたちが歩んでいく日本の社会や学校は、いまだに不寛容だ。波風の立たない人並みの平均をよしとして、飛びぬけた個性を許容しない。個性豊かな発達障害の人にとっては、さらにやっかいな壁である。

子どもが社会へ巣立つまでの道のりで、親は最初の理解者になる必要があるだろう。子どもと共にどう生きるかは、一人ひとりの子どもの個性を理解し、受け止められるかによるところが大きい。

「目の前にいる、私とはちがうこの子の世界を知りたい、理解したい」。それが私たちの実験に参加する家族の願いであり、私たちが提供できるのは、その一端である。「私と子どもは、一心同体」というのは、勝手な思い込みでもある。客観的なちがいを知り、そのちがいを楽しむ余裕をもつことが大切だ。特に個性のある子をもつ親にとっては、必須の考えである。

本書で扱う、視覚情報処理とその発達という科学的知見に基づいた理解は、大きな支えとなろう。たとえばこれまでのやり方では、何かを教えようとするときに、大多数の平均的なやり方を無理強いしているところがあった。科学的知見は客観的であるので、どの立場にも平等で、多数派に加担することはない。親であれ教師であれ、これまでのやり方や平均的な立場を強要せず、相手の立場に即して対応することができるからだ。

この本で扱うのは、ＡＳＤ（自閉症スペクトラム障害）、ＡＤＨＤ（注意欠陥多動性障害）、ディスレクシアなど、教育現場で問題が指摘される発達障害と、ウィリアムズ症候群といった遺伝子疾患が明白な発達障害で、障害の程度はちがうがいずれも知覚認知に歪《ゆが》みがあることで共通している。障害によってそれぞれ独特の視覚認知機能をもち、その背景には視覚や認知にかかわる脳の特異性があることがわかってきた。つまり、視覚認知から問題をよみ解くことができるのだ。

中でも自閉症は近年、自閉症スペクトラム障害とも呼ばれ、その特性は広く個性として私たちの中にも浸透している。自閉症は、１９４０年代に児童精神科医レオ・カナーによって最初に記述された、統合失調症ではない古典的な自閉症から始まり、知的障害を伴わないアスペルガー症候群、映画「レインマン」で有名になった特殊技能をもつサヴァン症候群まで、多様な状態がある。自閉症と似た個性をもちながら診断されず、個性として埋もれている人たちの発達も、視野に入れていく。

こうした「発達障害」は、発達の過程で問題が明確化していく。発達と連動する障害を浮き彫りにするためには、後天的に障害を受けた脳損傷患者や認知患者と比較していく必要がある。

効率を求め、平均的なマニュアルで教育することに慣れ切った人たちには、発達障害の人と接するのはやっかいだろうが、人を育てるということは、本来そういうことだ。実験に参加したその家族も、その後いろいろあったとしても、赤ちゃん実験で学んだことを忘れずに、ハッピーな関係へとたどりついていることを信じている。

他者について理解を深めようとするとき、顔を見る行為はもっとも大切なこととなる。顔を見ることは、自閉症の人たちの苦手なことのひとつとされているが、実際に健常者と比べると、そもそも全体のバラツキが大きいことがわかってきた。「顔を見る」という行動は、世界を見る能力の中でも特に発達した、複雑な能力である。複雑な発達を経るがために、その能力のバラツキが大きく、また複数の下位能力に分かれて独特な認知を形成するのである。

卒業してから20年以上たった後、同級生を雑踏の中から見つけ出すことができる人もいれば、毎日オフィスで顔をつき合わせている同僚と街中ですれちがっても、その顔がわからずに気づかない人もいる。そんなバラツキが、なぜ生じるのか。

本書では、これまで社会性の障害といわれてきた発達障害の原因を、近年の脳科学と認知科学からわかった成果を基に説明していく。発達障害の問題は、発達の出発点における、ほんのわずかな認知のちがいにある。認知の基本であるモノの見え方や聞こえ方が平均的な人たちとちがうだけで、コミュニケーションのすれちがいが生じ、社会性がないというレッテルを貼られることになる。

現代社会の中では、発達障害は特殊な問題ではない。中でも自閉症においては、同じ傾向をもつ人々はすそ野を広げ、社会の中でひとつの個性となりつつある。学校や会社で、少々変わった人はいないだろうか。じつは私たちのごくごく身近に、こうした素因をもつ人々は存在するのである。

小児医療の進展に伴い、発達障害と診断されるケースは増加傾向にある。こうした状況の中で人々は、さまざまな個性を受け入れていかねばならない。そのためにも、発達障害の認知の特殊性を理解する必要があるのだ。

最後にひとつ。赤ちゃん実験の立場からすると、発達障害に見られる個性的な認知とその脳の発達は、「脳の発達と進化」から鑑みて、より進化した形態である可能性も考えられる。そんな世界をのぞいていこう。

発達障害の素顔●目次

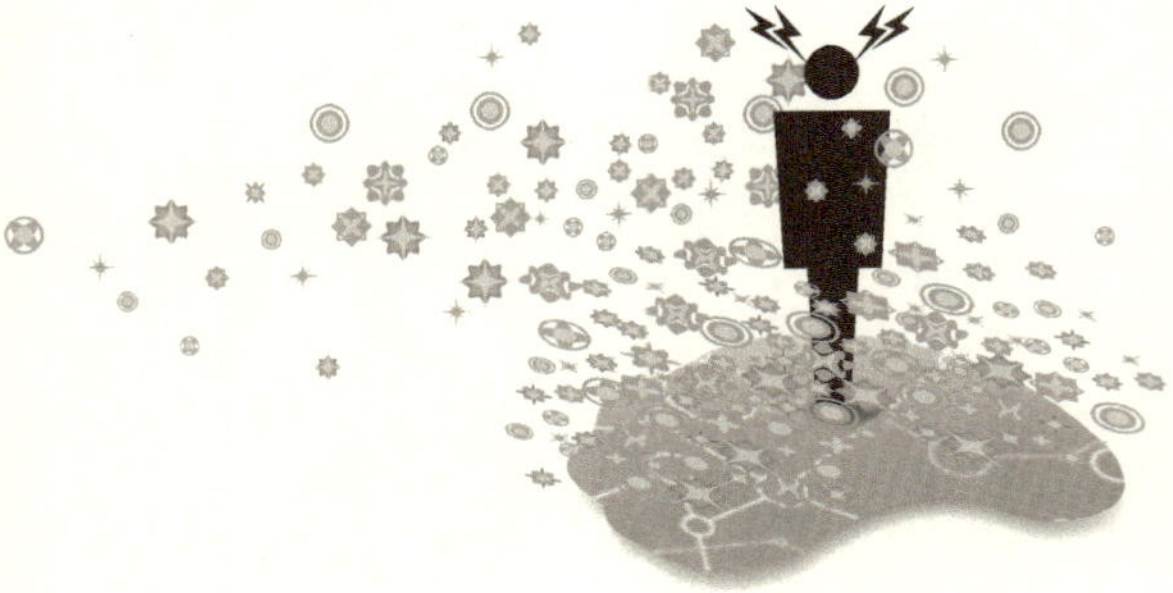

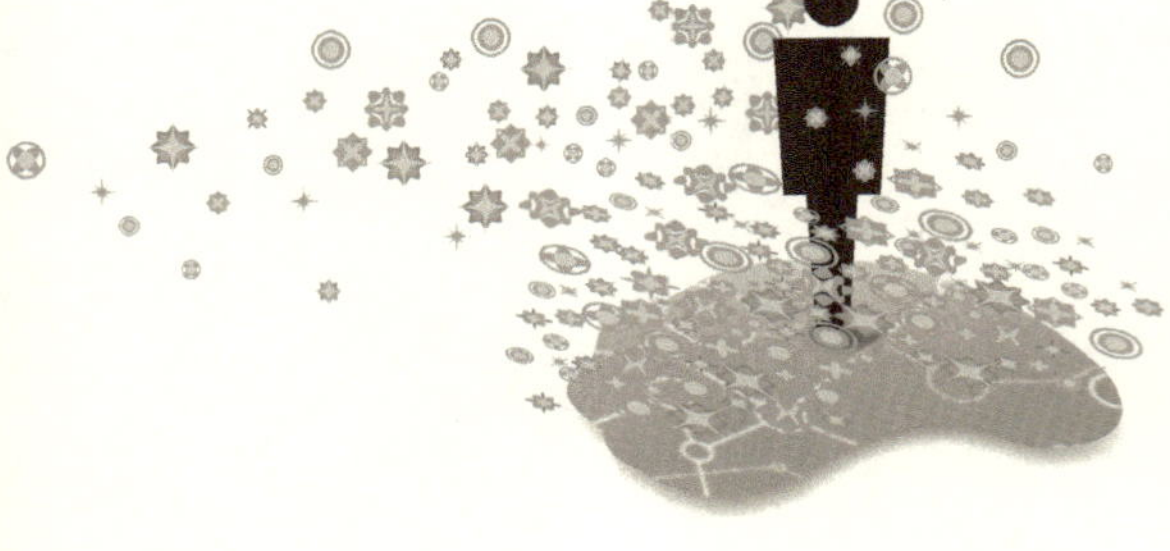

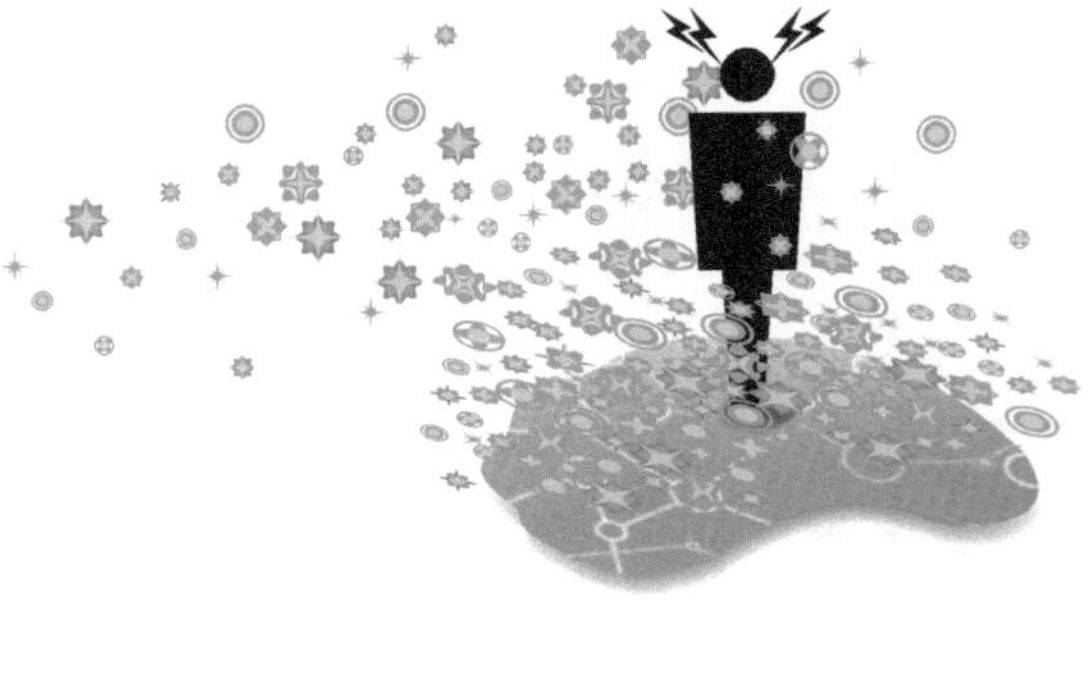

第1章

発達障害とはなんだろう

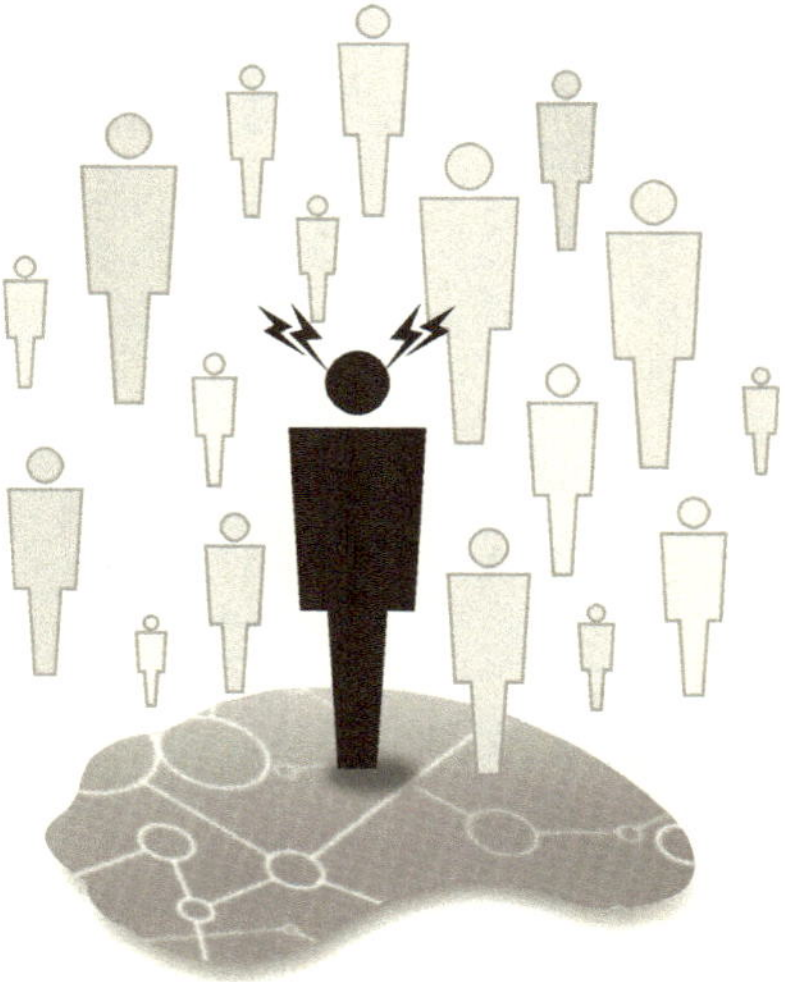

見た目にわかりにくい障害

最近、学校や社会の中で、誰もが当たり前と思ってきたルールにおさまらない人が目立ってきた。

授業に集中できなくて、立ち歩く。先生の話をさえぎり、あたりかまわずマイペースに質問しまくる。このような人たちを目にすると、「どうして普通の人と同じように振る舞えないのか」と思ってしまう。だが、そうした思いが正しいのか、立ち止まって考えてみる必要がある。

バリアフリーが叫ばれる昨今、社会環境はさまざまな障害がある人たちにあわせるようになってきた。しかし、外から見えにくい障害への対応は遅れている。見た目ですぐにわかる障害とは異なり、一見すると普通の人と同じように見える。高次な感覚や認知レベルの障害やズレを判断することは難しい。障害が見えにくいがために気づかれることも少なく、対応も後手にまわりがちとなる。

平均をよしとした時代から、現代は変わった。学校や社会の環境を考え直すときがきた。学童用の椅子や机の高さ、黒板の大きさといった、それぞれの学年の子どもたちの平均的な数値で作り上げられた学校環境も、見直すべき時期にあるようだ。子どもたちの認知のバラツキが気になりつつある今、環境の設置の仕方に注意が必要となってきた。

学校は社会への登竜門ともいえる。そこでつまずくと、家庭から社会に至る橋渡しが難しくなる。だからこそ、発達途上にある子どもたちの環境を、もう一度考え直すべきではないだろうか。

見た目にわかりにくい発達障害を、その認知機能から明らかにしてみたい。

たとえば集中力がないと受け取られる一部の子どもたちも、その日常を観察すると、別の側面が見えてくる。授業では集中できなくても、コンピュータやゲームには没頭する。そのときの集中力はむしろすさまじいほどであったりする。授業中の態度を観察するだけではわからない姿がそこにある。

発達障害を感覚の受容から認知へと進む発達、その背景となる脳の発達から考えてみよう。最近の感覚研究から、さまざまな感覚の成り立ちや個人差が明らかになっている。五感をベースにした子どもの発達から、さまざまな個性の成り立ちが見えてくる。

他人の心は、わからない

コンピュータにチェスや将棋のルールを学習させることは簡単だが、人間関係や社会関係のルールを学習させるのは難しい。複雑な推論を必要とするからだ。

他人の心は、なかなか理解し難いものである。長年連れ添った夫婦でも、仲のよい親子や兄弟姉妹でも、相手が考えていることのすべてはわからない。同じ家で生活していても、この人はいったい何を見て何を考えているのだろうかと思うこともある。

他人の心を知ることがいかに複雑であるかは、霊長類学者と発達心理学者によって調べられてきた。始まりは1970年代、チンパンジー研究者プレマックによる「心の理論（theory of mind)」がそれだ。チンパンジーが、他者の「意図」を推測できるかを検討したのである。

プレマックとウッドラフの実験では、チンパンジーに「届かない場所にあるバナナを取る」といった、解決すべき問題に直面している場面をビデオで見せる。そして、その課題が解決されたと思われる写真（この場合には、道具を使ってバナナを取る場面）を選択させる。するとチンパンジーは、解決場面の写真を正しく選べることがわかったのである。

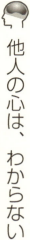

この結果に刺激を受け、哲学者デネットが思考実験を行っている。これが後の「心の理論」実験の骨子となっているようだ。

ある人物がバナナの入ったロッカーの鍵を赤い箱に入れて、部屋を出る。次に、別の人物が部屋に入り、鍵を緑の箱に移してしまう。この一連のやりとりすべてをチンパンジーに観察させる。さて、そこに一人目の人物が部屋に戻ってチンパンジーにバナナをあげようとする。そのときチンパンジーは、どう考えるのか。

一人目の人物の心を正しく推論できれば、赤い箱の方に行くと予想するだろう。ただしこの判断ができるためには、複雑な推論が必要だ。自分とこの人物の心は独立していて、双方が同じように心をもつことを理解しなければならない。その上で相手の心の動きを推測するのである。

こうした推論がうまくできない場合、自分の心と他者の心は常に同じと考え、一人目の人物は、実際に鍵の入っている緑の箱に行くと予想することになる。

このように、他者の心を正しく推論することはなかなか難しく、それが証拠にその発達過程を調べてみると、年長児にならないとこうした推論に達しないことが知られている。ウィマーとパーナーが「マキシ課題」と呼ばれる課題を作成して、心の推論の発達過程を調べている。

次の実験を見てみよう。以下のお話を子どもに聞かせる。

「マキシという男の子が、緑のタンスの中にチョコレートを入れる。次に、マキシが見ていないところで、ママがそのチョコレートを青のタンスに移す。そこに何も知らないマキシが戻ってくる」

話を聞いた後に、「マキシは、どちらの色のタンスにチョコレートが入っていると思うかな?」と尋ねてみる。すると、正しく「緑のタンス」と答えられたのは、3~4歳ではゼロ、4~5歳でも約半数だった。それが6~9歳になると8割を超える子どもがクリアできたのである。このことから、4歳以下の子どもには、マキシの心を推測することが難しいとわかったのである。

この課題を自閉症児に課したら、どうなるだろうか。他人の心を理解するのが苦手とはいえ、自閉症児に特異的な傾向が見られた。バロン=コーエンらは1985年に、「マキシ課題」とほぼ同じ課題を「サリーとアンの課題」と名づけて自閉症児に行った。自閉症児の特性を明確にするため、知的能力が同じくらいのダウン症児と健常の4歳児を比較した。その結果、自閉症児では約2割しかこの課題をクリアできなかったのに対し、ダウン症児と健常の4歳児の群は、いずれも8割程度がこの課題をクリアすることを突きとめた。

これら一連の研究からわかったことは、他者の心の理解は予想外に難しいということだ。一連の課題は「誤信念課題(false belief task)」とも呼ばれ、「他者の思いちがいを正しく推測できること」を調べるテストとなる。誤信念課題にはさまざまなバージョンが存在するが、イギリスで誰もが知っているお菓子のスマーティーを使った「スマーティー課題」は有名で、自閉症児を対象に行われている。

スマーティーとは、筒状の入れ物に小さなチョコがたくさん入っている、日本でいうところの「マーブル・チョコレート」のようなお菓子である。この入れ物を自閉症児に見せて、「この中には何が入っているかな？」と聞く。当然、「チョコレート！」と答える。そこで筒を開けて中味を見せる。じつはあらかじめ、チョコレートの代わりに鉛筆を入れてある。子どもたちは、チョコレートが入っているものと思い込んでいるので、予想外の鉛筆を見て驚くのである。そこで本番の質問である。「他の人がこの入れ物を見たら、中に何が入っていると思うかな？」と尋ねるのである。

自閉症児は、どう答えたか。この課題についても、自閉症児は他者の「誤信念」を推測することができずに、「鉛筆」と答えたのである。

心がよめないマインドブラインドネス

マインドブラインドネス（Mindblindness）とは、イギリスの心理学者バロン＝コーエンが提唱した考えで、相手の心が見えない状態、つまり相手の心をよめないことをさす。自閉症とは、相手の心が見えない状態にあることだというのだ。この説以前は、発達障害といえば、知的な障害が主として論じられてきた。知的機能は、生まれてからその年齢に伴い変遷していく。知能がどのように構造化されて発達していくのか、それを示したのが、発達心理学者ピアジェであった。発達の順番には必然性がある。ある年齢を経ると、必然的にある能力が開花する。そこから、発達課題を設定して知的能力を測ることができるというのだ。

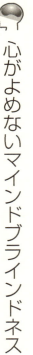

その代表的なものが、誰もが知っている知能指数（ＩＱ）だ。知能指数は、精神年齢と生活年齢とを比較する値である。これにより、ある年齢で獲得されるべき能力が、獲得できているか否かを知る目安となる。この知能検査はさまざまな下位検査に分かれていて、言語能力や数的能力、空間能力などを測ることができる。

知能検査では特に問題がないとされた自閉症児が、先ほどの「誤信念課題」ができないというのだ（現在では、知能検査の下位項目のバラツキが大きいことも特徴となっている）。知的能力も高く言葉の遅れも少ない高機能の自閉症児で、何が問題なのかがはっきりしていなかった当時、この結果は驚くべきものであった。知的な操作はできて、心の推測ができないという障害を発見するきっかけになった。新たな障害の発見であった。

またバロン＝コーエンによれば、同じような複雑な状況の理解でも、メカニカルな事柄であれば、自閉症児はごく普通に理解できるという。たとえば目の前にある対象を、自分とは異なる位置からカメラで写しとった場合、対象がどのように写真の中に納まるかは理解できる。相手の立場をカメラという機械におきかえれば、理解がいくのである。このように機械的な操作を理解する能力はむしろ優れている場合もあり、8歳から11歳のアスペルガー症候群の児童の理科のテストの点数は健常児よりも高いという報告もある。

にもかかわらず、相手の心だけがわからないのは、なぞである。人の心がよめないのに、機械を介在した規則的な操作であれば理解できるというちがいが発見されたのだ。これはきわめて重要で、その後の説を導くきっかけとなっている。以降は、ここで発見された「誤信念課題」ができないことは問題のひとつの表れにすぎず、それを説明するさらなる本質的な問題が次々と提供されることになる。これについては後に詳しく説明しよう。

他者の心の推測の問題に戻ると、バロン＝コーエンによれば、ヒトには他者の心を推論するための「心の理論」計算モジュールがあるという。これは他者の心の状態を推測する装置が存在するということで、しかもそれは単体で独立しているというのだ。そして自閉症児では、このモジュールが欠如していて、そのために人間関係に障害が生じると主張した。

自閉症児はなぜ、他者の「誤信念」を推測できなかったのだろう。

その前にバロン＝コーエンが提唱する、他者の心の状態を推測するために必要な、心の構造を見ていこう。1995年に刊行された彼の著書「マインドブラインドネス（Mindblindness）」の中で、他者の心的状態を推論するために必要な4つの構成単位（モジュール）を提案している。それは、志向性検出器（Intentionality Detector）、視線検出器（Eye Direction Detector）、共同注意機構（Shared Attention Mechanism）、心の理論機構（Theory of Mind Mechanism）だ。

志向性検出器は、環境の中から意図や目的をもって自律的に動いている物体を取り出し、視線検出器は、相手が「どこを見ているのか」を検出する。この2つのモジュールの出力を束ね、他者が注目している対象に自分も注目していることに気づくのが、共同注意機構である。

他者が注目しているものを共に見るという「共同注意」は、他者の理解をひも解く重要な鍵となる。その詳細は後に説明するとして、「共同注意」を基礎に、他者の信念や知識を推論する「心の理論機構」は成り立っている。視線を共有する「共同注意」がポイントなのである。

この大胆な着想から10年間、「心の理論」をキーワードとする論文数は爆発的に増加した。その一方で、批判もある。そのひとつに、オゾノフとミラーによる「心の理論」を積極的に自閉症児に教え込む研究がある。

誤信念課題を解くことができるように、言語理解と視点の変更の訓練などを、繰り返し教え込むと、こうした課題を解くことができるようになったというのだ。しかしそもそも誤信念課題とは、他者の心を推測できる能力を調べるテストであり、社会的な知能を調べるテストである。つまりこの課題をクリアしたからといって、ただちに日常の社会性の能力が向上したとはいえないのではないか。

そこでオゾノフらは、訓練によって誤信念課題をクリアできた自閉症児らに日常生活での社会的技能評価に関する質問を行った。すると日常場面での社会的能力は、以前とほとんど変わらないことが明らかとなった。誤信念課題にパスできたとしても、実際の社会的能力は改善されなかったのである。

この結果により、「心の理論」は行き詰まりを見せた。

心がよめないのか、すれちがいなのか

誤信念課題に関するもうひとつの批判は、そもそも一定の割合で自閉症児が「心の理論」の課題をパスしてしまうという事実にある。バロン＝コーエンらの研究にしても、約2割の自閉症児は課題をクリアしていた。

課題をクリアした自閉症児は、課題をクリアできない自閉症児と何がちがうのだろうか。そこでハッペはこんな実験を行っている。

「誤信念課題」をクリアした自閉症児に、方便の嘘、皮肉、比喩的ないい回しといった、さまざまな社会的に難しい状況の物語を複数聞かせる。そして、その物語の理解度を調べたのである。

方便の嘘は、次のような物語である。

ヘレンはクリスマス・プレゼントに両親からウサギをもらいたいと思っていて、1年間ずっと楽しみにしていた。いよいよやってきたクリスマスの日、両親はヘレンに小さな箱を渡した。もちろん、ヘレンは箱の中にウサギが入っていると思っていた。ところが両親の目の前で箱を

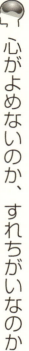

開けてみると、そこに入っていたのは古くて退屈そうな百科事典だった。両親に「気に入った?」と聞かれ、ヘレンは「素敵だわ、ありがとう。これは私が欲しかったものなの」と答えたのである。

この物語を聞かせた後に、「ヘレンがいったことは本当ですか。なぜヘレンはそういったのですか」と質問する。あわせて、適切に回答できた物語の数を記録した。そして、その数を「誤信念課題」の成績と比べたところ、誤信念課題の成績がよい(他者の心がよめる)自閉症児ほど理解できた物語の数は多く、社会性に問題のない、知的障害児や健常児とほとんど差がなかったのだ。

一方、さらに深く自閉症児の話をよみ解くと、自閉症児たちの問題の根本にたどり着くことになる。

誤った解答をした場合でも、その理由を問われると、きちんと心にかかわる用語を駆使して説明をする。たとえば先の「方便の嘘」に関していえば、「その本がウサギだと思ったから」とか、「その本にはウサギのすべてが書いてあるから」といった答えがかえってきたという。

つまり「誤信念課題」にパスできなかったとしても、自閉症児は相手の心を推測することはできるのである。パスできない問題の原因は、その推測が普通とは異なる独自の視点に基づくということだ。視点が異なるところが特徴なのだ。実際の自閉症のポイントは、後々にこの本で詳しく説明していくように、この「視点のずれ」にあって、「何かが欠けている」というわけではないのである。

他者の心の推測の標準的な規則は、訓練すれば、「誤信念課題」を解くことが可能になることだ。しかしそれは標準的な規則の単なるひとつの例であって、「視点のずれ」そのものの訓練ではない。だから、訓練は一般化しない。

そもそも心のすれちがいは誰にでもある。人の心は、物理や数学の問題のように解はひとつに決まらない。「相手の心がわからないものだ」という考えを出発点として、心の理論のベースとなる、視線や感覚や見方のずれから、それぞれの心のちがいを理解していこう。

第2章

発達の障害を考える

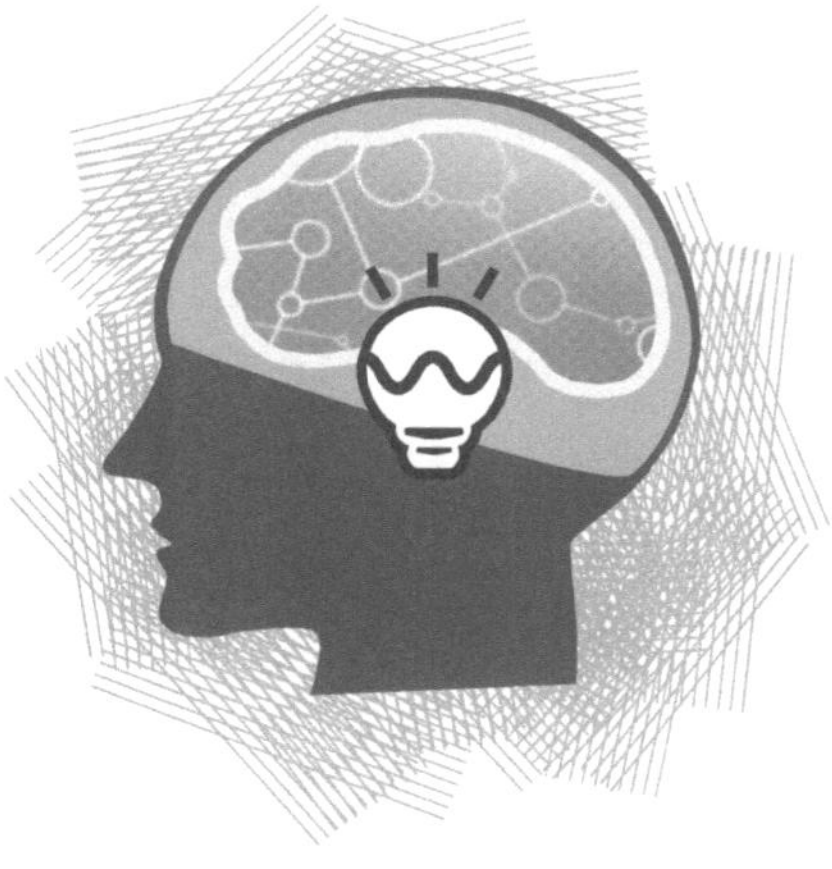

発達障害の「発達」が意味するもの

発達障害とは、共通した特定の障害が脳にあるわけではない。発達が、平均的な軌跡と異なるプロセスを示すことが特徴である。他の障害と比べ、ちがいをうまく表現できない理由がそこにある。普通とは逸脱した状態であり、しかもそれが発達的に変化するため、つかみどころのないところがある。

通常、受けた損傷によって障害は固定される。リハビリで回復したとしても、問題が軽減されるだけで、その根本は変わらない。たとえば言語にかかわる脳の部位を事故で損傷すると、リハビリで言語障害は軽減するし、その後に別の障害が生じることはない。

それと比べると発達障害とは、刻々と変化するのが最大の特徴だ。リハビリによって壊れた脳は再び作り替えられるが、発達初期の脳はより柔軟で多様な変化を見せるので、発達上の障害は、その状態が一貫しないのである。

発達障害の診断が難しい理由が、ここにある。発達初期にその兆候らしきものが見えたとしても、そこで診断が決定できないからだ。多様な発達の中には、その速度が単に遅れているだ

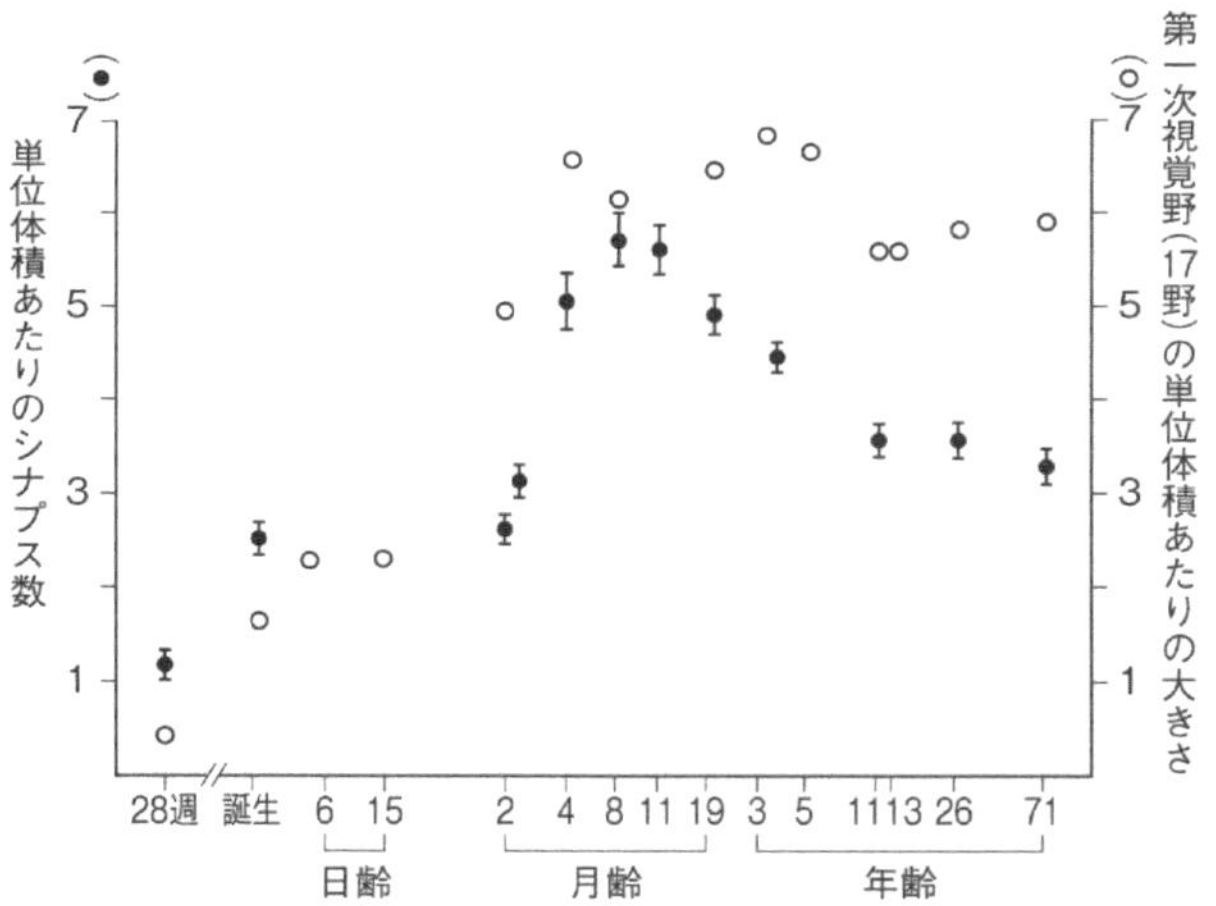

図2－1　視覚野のシナプスの増減　シナプスの数は生後2～8ヵ月にかけて急増する。
(Huttenlocher et al. 1982 *Neurosci Lett* 33,247－252)

けの場合もある。たとえば平均的な言葉の発現が2歳半から3歳にあるとすると、それまで発達障害の兆候が見られ発達の遅れが疑われていたのに、最後の半年で急速に発達して追いつく事例が数多くあるそうだ。判断は難しいのだ。

脳は成長とともに変化する。例として、視覚の発達を見よう。図2—1は、第一次視覚野のシナプスの数と総重量の発達的変化を示している。

シナプスは生まれてから8ヵ月まで急峻《きゅうしゅん》な発達を見せる。胎内から外に出て、新しい環境に合わせた急速な学習を行うことにより、シナプスは爆発的に増加するからだ。その後、シナプスの数は減り続ける。「刈り込み」と呼ばれる状態だ。8ヵ月までは神経細胞同士の結合が大量に増加するのに対し、その後は不要な結合を減らし、より能率的な結びつきになるように、神経細胞の活動の頻度や細胞同士の連携の頻度の多さなどから状態を変化させていく。結果、より遠くの神経細胞同士の連携も進み、トップダウンな思考（全体を見わたせる能力）の獲得を可能にしていく。ところが発達障害者では、健常者に比べこの能率化が遅れたり、うまく進まなかったりするようなのだ。

一般に第一次視覚野の発達は、他の脳の領域と比べて早い。それ以外の脳の領域は、第一次視覚野の発達に伴い次々に発達しながら、刈り込みも行われる。この刈り込みに問題があるとされるのが、自閉症児だ。自閉症児は刈り込みが少なく、多くのシナプスをもち続けるのではないかといわれている。脳の構造を調べた研究によれば、2歳の時点で、自閉症児の脳の容量が大きいというデータもある。それは前頭葉や側頭葉に特に顕著だという。

話を視覚野の発達に戻すと、乳児期の急峻な発達以降、発達は思春期になるまで緩やかに継続する。そしてこれは、複雑な構造をもつ社会性の発達とも一致している。後に詳しく説明するが、認知能力の発達によって、同じ環境の中にいても理解する内容が変わり、刺激の影響も変わっていく。それによって、脳も影響を受ける。たとえば学童期は友だちに、青年期では異性へと、興味の対象が変わっていくように、人や社会の意味も、受け取り手の成長に伴い変わっていく。周囲の環境にある何が、脳のどこに刺激を与えるかが、変遷していくのである。

つまり生得的な問題以外にも、発達時期の脳への外部の刺激いかんによって、発達に影響を与える可能性があるということだ。たとえば虐待やいじめといった大きな衝撃によって、発達が歪められることもある。この場合、その問題が生じた発達時期によって、脳のどこに問題が及ぶのかが変わり、結果として発達障害と似たようなさまざまな症状をあらわすことにもなる。

いつ、診断されるのか

発達障害がやっかいなのは、単純に発達が健常者に比べて劣っているかいないかという問題に帰結できないことにある。それは発達が平均通りに進まない、この先どうなるかの予測がつかないということだ。

平均との差も、まちまちである。発達とともに平均からの差がより広がることもあれば、逆に急速に追いつくこともある。２歳半を過ぎたあたりで、急峻な発達を見せて平均に追いつく子はよくいる。発達は不思議だ。

だから現時点では、生まれた直後の遺伝子診断で、発達障害が診断できるというわけではないのである。一方で、抱っこしたときの筋肉の緊張や弛緩《しかん》からわかるはずだという専門家もいる。１９７７年のアメリカの調査によれば、発達障害のある子をもつ50パーセントの親が１歳前に何らかの問題を疑い始め、１９８８年のアメリカの調査では、ほとんどの親が生後18ヵ月で小児科医に相談するという。日本では、公的な機関での発達健診が行われる月齢にあたる。

もちろん医療機関からすると、できるだけ早く診断して、医療と教育の連携で親子をサポートしたいというのが本音である。そういうことから、発達障害の予測が可能な最少年齢を解明する試みが行われている。

よく行われていたのが、発達障害者をもった家族に、幼い頃の状況を思い返してもらうというものだ。記憶をたどってもらうと、動作や会話、人とのコミュニケーションや社会的能力などに、幼い頃から遅れがあることに気づいていたという。しかしながら、人の記憶に頼るというやり方は、どこか正確さに欠ける。人の記憶は曖昧で、発達障害と診断されたことにより、過去の記憶が歪んでいる可能性があるからだ。

そこで、子どもの頃に撮ったホームビデオを解析する手法が取られるようになった。ビデオを解析した結果、後に発達障害と判断された子どもは、生後１ヵ月の段階で既に、他者とのアイコンタクトや人との接触、親に対する愛着的な行動が少ないことがわかったのである。

より客観的な証拠が得られたとはいえ、撮られた状況や時間など、撮影のバラツキが多いため、この結果を発達障害の証拠として採用するのは難しい。たとえば家の中でリラックスして撮影されるのと、外で緊張したイベントで撮影されるのとでは、行動にもちがいが生じるはずである。

そこで、アメリカの家庭でできるだけ同じような状況やタイミングで行われるイベント、１歳の誕生日のビデオを分析した。アメリカでは、どの家庭も生まれて初めての誕生日を盛大に祝う習慣があり、どこも同じようにバースデーケーキとプレゼントが用意され、ビデオ映像が記念として残される。家庭に残されたビデオ映像から、発達障害と診断された子どもたちのバラツキの少ないデータが収集できるのだ。その結果、自閉症と診断された子どもたちの１歳の誕生日のビデオテープから、人に物を見せる行動や、指差し、他人を見る行動といった、社会的コミュニケーションに関する行動が少ないことがわかったのである。

ただし、話はそう簡単ではない。実際の発達障害の診断は、言葉の遅れや視線が合わせられないといったことをもとに、３歳（36ヵ月）程度でなされる。これまでの臨床的な蓄積からすると、36ヵ月というのは妥当な数値だからだ。なぜなら、生後24ヵ月を過ぎた時点から、急速に社会的コミュニケーションなどの発達が追いつく子もいるからだ。

実際の診断は観察によるものが中心で、対人的相互反応における質的な障害、コミュニケーションの質的な障害、行動・興味や活動の限定された反復的で情動的な様式という3種類の基準によって行われる。具体的には名前を呼ばれても気にしない、遊んでいるときに母親に得意げに玩具《おもちゃ》を見せない、遊びの途中で母親の存在を確認するといった社会的な反応の欠如、特定の事象への固執傾向や、視覚や聴覚・嗅覚といった特定の感覚の過敏さなどから気づくことが多い。

それでは1歳児の兆候は、何を意味するのだろう。発達障害と診断されたきょうだいをもつ赤ちゃんを対象とした研究から、説明しよう。

発達障害と診断されたきょうだいをもつ赤ちゃん

発達過程をさかのぼって調べる研究には限界があると、先ほど述べた。なぜなら、親の記憶に依存しているという点で、客観性に欠けるからだ。特に発達障害の診断というショッキングな状況を受け入れた後に過去を振り返ると、記憶に歪みが生じる可能性は高くなる。生まれたときからどのような発達を遂げるかを、客観的に観察し実験することが大切だ。そのため、さまざまな研究手法が開発されてきた。

こうした研究をバックアップしているのが、支援団体の組織力である。アメリカを拠点としたオーティズム・スピークス（Autism Speaks）は、世界最大の自閉症支援団体だ。自閉症児の祖父母によって２００５年に設立され、自閉症の原因と予防・治療法に関する調査など基礎研究と臨床研究の支援、自閉症の啓発活動と家族や当事者の支援まで行っている。賛同した有名人によるチャリティ活動も、世界に展開されている。ちなみにアメリカでは、自閉症対策法によって5年間で9億４５００万ドルの予算が、自閉症の研究と啓発、サービス開発のために充てられているという。

団体組織の協力は、自閉症児をもつ家族からさまざまな有益な情報を得るために不可欠である。遺伝や生育環境による影響を解明するため、疫学的な調査が必要とされる。

たとえば１９４０年代には、自閉症の原因は母親の子育てにあるとされた。自閉症児をもつ母親は「冷蔵庫マザー」というレッテルを貼られ、母親の冷淡な態度が問題だとされた。その影響は１９６０年代から今現在でもあり、自閉症児をもつ母親や家族にとって、自閉症の原因の解明こそが願いである。アメリカ、カナダ、イギリスにわたる大規模な調査が、毎年のように行われている。

そのひとつに、双生児の研究がある。どの遺伝子が自閉症に関係しているかが明らかになっていない現在、自閉症の遺伝の可能性を探る上では欠かせない研究手法である。遺伝子を共有する双生児同士で双方が自閉症となる頻度を調べれば、少なくとも自閉症に遺伝が関係しているかどうかがわかる。２００９年にアメリカで行われた２７７組の双生児を対象とした研究では、双子がともに自閉症と診断される割合は、二卵性の双生児で31パーセント、一卵性だと88パーセントにもなる。一方で１９９５年のイギリスのサンプルでは、二卵性の双生児の自閉症の一致率が０パーセント、一卵性では60パーセントだった。研究によって数値は異なるものの、一卵性双生児での発症率が高いという点は一致している。一卵性双生児で一致する割合が高いということは、遺伝の影響を示している。

しかし双生児は、それ自体が特殊な事例でもあるため、探し出すのが難しい。大量なデータを収集するには、時間も手間もかかる。そこで発達初期段階を調べるために、自閉症と診断された子の下のきょうだいたちを、できるだけ早い段階から追うという研究手法がとられることとなった。

アメリカやカナダの複数の病院のデータをもとに、疫学的な観点から大量なデータが分析された。その結果、上のきょうだいに自閉症児をもつ子の18・7パーセントが自閉症と診断されることがわかった。さらに、男児は女児の2・8倍、そして自閉症のきょうだいが一人から二人に増えると、三人目は、上のきょうだい二人のうち一人が自閉症の場合13・5パーセントだったのが、二人とも自閉症の場合32・2パーセントで自閉症と診断され、2倍以上に上昇したのである。

自閉症の発生率は地域によって異なるため一般化するのは難しいが、アメリカ疾病予防管理センター（ＣＤＣ）の２０１０年の８歳児についての報告では、一〇〇〇人あたり14・7人が自閉症と診断された。きょうだいをもつからといって、自閉症と診断される率が飛躍的に上昇するわけではない。ただしその率はきょうだいの数や性別によって異なり、男子のほうが、そして自閉症と診断されたきょうだいの数の多いほうが、自閉症と診断される可能性は高まる。

先に紹介したオーティズム・スピークス（Autism Speaks）を母体にして、上にきょうだいをもつ赤ちゃんの研究は多数行われている。小さい時期から発達過程を追い、3歳になってからの診断を待つという、気の長い研究であるが、それに見合う数々の興味深い結果が出ている。こうした赤ちゃんに共通する、特有の知覚的な特性が発見されたのである。

3歳で自閉症と診断された場合、いつごろからその予兆が見られたかを調べたところ、回想研究では発達初期から兆候が見られるといわれていたのであった。だが、実際はちがっていた。12ヵ月よりも以前には、親は決定的な兆候を見出すことはできなかったのである。診断にかかわるような社会行動上の差異も、6ヵ月時点までは見当たらなかったのが、自閉症と診断された幼児の大半は、6ヵ月を過ぎたあたりからだんだんと社会的スキルを失っていくことがわかった。

いずれも自閉症と診断される率がわずかに高まる、グレーゾーンとされる子どもの発達を重点的に追うことによって、親の回想では気づくことのできない事実が明らかになったのである。脳科学的な研究からも、さまざまなちがいが明らかにされつつある。たとえば脳波計を使った実験では、生後10ヵ月で、社会的に重要な顔を見たときの脳活動で差が表れる。後に詳しく述べるが、通常は顔を見たときの脳の活動は高まるのに対し、自閉症と診断された子どもでは顔への反応はほとんどなく、顔と顔以外の脳活動に差がなくなった。反応の速さに関していえば、むしろ物体への活動の方が速く、通常は顔を見る際に見られる右半球の優位性がないことなども明らかになっている。

一方で興味深かったのは、グレーゾーンの乳児すべてに共通した特徴があることだ。生後6ヵ月の乳児の、コントラストと色の視力を計測したところ、きょうだいに自閉症者をもつ子どもは、コントラストの視力だけが平均よりもずっと高いことがわかった。つまり極端にいうと、これらの子たちは、赤ちゃん時代の視力が高いことになる。これが最大の特徴だ。そしてこの特徴は、スペクトラムとして性格のように広く浸透しているようなのだ。

先の発生率と引き比べると、これらの乳児の18・7パーセントを除いた大半は、健常の領域に入っていく計算となる。それは身の回りには、自閉症と共通する知覚特性をもつ人たちは大勢いるということでもある。これが自閉症スペクトラム障害といわれるゆえんなのである。ただし、なんらかの素質をもつことと、結果として社会性が欠如してうまくコミュニケーションが取れないこと、言葉を獲得できないこととは、別問題なのである。

環境からの発達・学習する脳

本章の最後に、学習プロセスについて考えてみる。

ヒトの脳は、生まれたとき未完成の状態だ。それは、生まれ落ちた環境にあわせて学習する余裕を、進化的にもつことを優先したからである。〝発達〟途上で問題を抱える「発達障害」が生じた最大の要因に、脳の未完成の存在があるのかもしれない。

環境にあわせた学習は、通常はよい方向へと発達を導く。だがしかし、劣悪な環境がそこにあると、発達が悪い方向に進む可能性も出てくる。

環境からの影響を受けて脳が変化することを、可塑性と呼ぶ。可塑性とは、環境にあわせて脳を再構築させる仕組みである。

大脳皮質の視覚野の可塑性を例にあげてみる。目に入った光は眼球にある網膜で受け止められ、視神経を通じて外側膝状体《がいそくしつじょうたい》と呼ばれる部位を通過し、色・形と動きの2つの信号に分かれて大脳皮質に流れていく。この最初の入り口の網膜の一部をレーザー光で破壊してみると、どうなるか。

大脳皮質と外側膝状体の働きを調べたところ、破壊された網膜の領域に対応した、大脳皮質の第一次視覚野の神経細胞の神経活動が失われることが観察された。網膜が破壊されたのと同時に、網膜と大脳皮質とのつながりも断絶されたということになる。ところが3ヵ月すると、第一次視覚野の方は、再び活動するようになる。破壊された網膜の部位に近接する部分が、新たに反応するようになったというのだ。脳は可塑性をもち、環境にあわせて柔軟に作り替えられる。つなぎ替えが起こったことになる。

もうひとつ、可塑性の別な例を示してみよう。

生まれつき目の見えない人たちの脳活動を調べたところ、点字をよむとき、視覚に関する脳の部分が活動することがわかったのである。目が見えないことによって使うことのない視覚野は、触覚から視覚に変換した信号を受けとるようになっていったのだ。

それが証拠に、こんな実験もある。この視覚野に電気ショックを与えたところ、点字の意味が崩壊し、よめなくなってしまったというのだ。触覚で得られた点字が、視覚野で視覚的なイメージに作り替えられるという直接的な証拠である。

このつなぎ替えは柔軟で、成人になっても対応可能であり、しかも短い時間で成立することがわかっている。視覚障害になったばかりの成人を調べたところ、点字を習得する以前から既に、点字をよむ際に視覚野が働くことが観察された。つなぎ替えに要する時間を調べる実験では、目が見えている人に目隠しして点字を学習してもらい、どれくらいの経験で脳は作り替えられるのかを調べた。目隠ししたまま点字の訓練を行った結果、たった5日間の学習で、指先を刺激しただけで視覚野が活動することが観察されたという。目隠しを外して通常の生活に戻ったとたん、このような脳の活動は消えてしまう。視覚から触覚への脳の移行は、大きな入れ替えにもかかわらず、誰にでも生じる。そして意外と早くスムーズに進む。

このように脳は、環境からの影響を受けて作り替える余裕を残している。それは年齢に関係なく、環境にあわせて良い方向へ適応するように発達する。しかしときにその逆の場合も起こりうる。健常に生まれたにもかかわらず、環境からの影響で脳が正常に発達しないこともあるのだ。

発達にかかわる心理的な環境

発達障害の人は、周囲から誤解を受けることが多い。ものの見方の独自性のために親をはじめとした周囲とぶつかり、社会関係をうまく作れないことがある。それがまた、脳に別の障害を残す可能性がある。いわゆる二次障害といわれるもので、一方でまた、生まれたときには問題はないものの、その後の劣悪な環境や経験により、脳は不可逆的な変化を受けることもある。親からの虐待や友人からのいじめはむしろ、もって生まれた障害よりも大きな衝撃を脳に与える可能性がある。

ここで、ややこしい問題がもち上がる。何が悪い環境かが、単純には決まらないということだ。もちろん物理的な剝奪、光を与えない、食べ物を与えない、運動できないようにする、等々は一般的に劣悪な環境となり、生存にもかかわる。

そこまでひどくないとしても、心身の成長を阻害するに十分な問題であり、単純に子どもと接触しないだけの養育放棄などもそれにあたる。発達にとっては、物理的欠如よりもむしろ、心理的な欠如の方が影響が大きいのだ。

第二次大戦後のヨーロッパでは多数の戦災孤児を抱え、その救済が緊急の課題であった。しかし物理的な環境を改善しても、乳児の死亡率は下がることはなかった。結局、保母とのスキンシップを密にしないと、発達上の問題が生じることがわかったのである。これによりボウルビイは、特定の対象との絆《きずな》を強めることの重要性を訴え、「愛着理論」を確立した。その根拠に、ハーロウによる動物実験がある。

戦災孤児と同じように、子ザルを母ザルから隔離して育てる実験が行われた。乳の出る針金の母ザルと、乳の出ないタオルでできた母ザルを与えて、行動を観察した。すると子ザルは、乳を飲むとき以外は、タオルでできた母ザルにしがみついていたのである。しかもこうして母ザルから隔離して育てられたサルの成長後の行動を観察したところ、社会的な能力が欠けて集団行動になじまないこともわかったのだ。

これが心理学の教科書に書かれている、ハーロウの実験である。この実験から、発達には親子の触覚的な交流がもっとも大事という結論にいたった。しかしハーロウの行った実験手続きには、ちょっとした仕掛けがあった。

じつはハーロウの実験では、タオルでできたサルに母ザルのにおいをつけることで、「母親らしさ」を残したのである。タオルを母親だと思い抱きつく愛着行動の裏には、嗅覚が重要な働きをしていたことがわかる。

つまり、触覚と嗅覚という２つの感覚が、安定した発達の母体を形成するために必須とされたのである。そもそも触覚も嗅覚も、栄養分にはならない。しかしそれが健全な発達には必須であり、心理的な環境、すなわち発達の核となる安心のできる対象との絆を作り出すことになるのだ。

子ザルが愛着を求めたように、ヒトの新生児でも嗅覚による母親探しが観察される。さらに母親の顔を見分ける行動は、生後数日で観察される。そして戦災孤児の話にあったように、特定の誰かという基盤の確立が大切となる。それは結果として「新奇性恐怖」、対象それ以外は認めないという線引きにつながる。

生後数日の乳児は、そこまでの発達に到達していない。特定の対象を好む萌芽《ほうが》はあるものの、それ以外を拒絶するまでには達していないのである。「新奇性恐怖」、すなわち親しいヒト以外への拒絶は、生後８ヵ月くらいに「ひとみしり」としてあらわれてくる。

ひとみしりでは、親しくない人を区別し、見知らぬ人を怖がり、拒絶する。久しぶりに孫に会うおじいさんやおばあさんが、孫にひどく泣かれて困ったという話をよく聞くのはこのためだ。この時期を過ぎると、親しい人を母体とした関係性から、世界に対する探索的な広がりの基盤ができあがる。その基礎となる「社会的参照」と呼ばれる行動は、生後10ヵ月過ぎに観察される。新奇で未知の状況に直面した際に、母親の顔色を窺って行動するのはこのためだ。

母親の表情が微笑《ほほえ》みのようなポジティブなものなら、未知の世界でも積極的に行動する。困惑していたり、恐れていたりと、ネガティブな表情ならば、行動を止めてしまう。次の行動に移すべきかどうかを、母親の表情から判断するようになる。最初に社会的参照が観察された実験では、「視覚的断崖」という見かけ上の断崖を渡れるかどうかは、母親の表情ひとつで決まった。

一方、こうした親との関係から、乳児が生来もつ「新奇性恐怖」を克服することも可能となる。「新奇性恐怖」は特に食に強くあらわれる。新しい食べ物には、毒のある危険性があるからだ。未知の食物を拒絶するのは、自分の身を守るために生物に備わった生得的な特性だが、発達を経る中でさまざまな食物を許容することは必要だ。子育ての中で、母乳から離乳食への切り替えは、「新奇性恐怖」との戦いともいえる。新しい状況を受け入れて発達するために必須な発達段階のひとつでもある。ちなみに感覚過敏が性質にある自閉症児は、「新奇性恐怖」に強くこだわりがあり、その克服にさらなる努力が必要とされるという。

愛着の強さと母子関係の発達を、行動から測ることもできる。サクラを使って状況を設定して、その際の乳児の行動を観察する検査だ。見知らぬ部屋に母親と一緒に入る。そこには見知らぬ大人のサクラがいる。サクラと遊んでいる間に、母は気づかれないように部屋から去る。その後の子どもの行動を観察し、親子の愛着の度合いを計測するのである。発達心理学者のエインズワースが作ったこの「ストレンジ・シチュエーション」から、愛着の文化差が発見されている。

周りにかまわず遊び続ける子どもは、日本ではほとんど見当たらず、母の不在に多少とまどいを見せながらも戻ってきたところで安心する子や、母の存在なしには遊べない子がほとんどだった。ちなみに欧米では、できるだけ早くから自立が促され、母親の代わりとなる「移行対象」をもつことが許されている。ハーロウのサルが好んだタオルの母のように感触の近いぬいぐるみや、もち続けてくたくたになった毛布、そんなものが母親の代わりとなる。

環境から歪められる脳

心理的な環境要因について、さらに詳しくたどっていこう。この心理的な影響は、受ける側の心理面の発達によって変化していく。

ひとみしりは通常、ある程度成長すると見られなくなる。それは自然な発達で、それが最近の脳科学によって裏付けられている。

見知らぬ人に対して不安を感じるとき、脳の中の扁桃体が反応する。しかしこの反応は、4歳から17歳にかけて徐々に低下する。怖い顔を見たときの恐怖反応も、子ども時代から青年期にかけて上昇するものの、大人になるに従って低下する。

つまり、自分の身を守るため、幼い子どもは、より強い恐怖反応を示すようになるのだ。知らない大人に恐怖を感じずに近づいていったりすれば、連れ去られる危険に陥りやすくなる。そんな防衛策が、進化的に恐怖を感じる脳に組み込まれているのだ。そして不安に対する反応とは異なり、子どもの時代から青年期にかけて、人々の感情に過敏になり、周囲の言動にピリピリする反抗期へと進んでいく。

扁桃体に損傷を与えた動物実験からは、社会的場面でのサルの異常行動が観察された。しかも不思議なことに、損傷を受けた時期によって問題が変わっていった。扁桃体への損傷を若い時期に与えると、仲間からの触れ合いに極端な恐怖反応を示すようになる。一方、成体のサルの場合、それほど強い恐怖を示すことはなく、今まで通りの社会行動パタンを示すことができる。これはヒトにもあてはまり、新生児期や発達初期に扁桃体に障害を受けると、皮肉や比喩といった微妙な社会的言語の解釈ができなかったり、他人の情動的なシグナルの解釈ができなかったりする。

扁桃体の発達は大学生くらいまで続き、青年は扁桃体の活動がまだ強い状態にあり、成人になるに従い弱くなっていく。思春期と成人で不快な表情を学習するときの脳活動を比較したところ、青年の扁桃体の活動が大きいことがわかった。成人になるに従い、情動的な処理は原始的な扁桃体から、知的な処理を司る皮質へと移行する証拠だという。このように、恐怖反応の強さは、発達するにつれ変わる。子どもや青年期の恐怖は、成人のそれとは感じ方も反応の仕方もちがうのである。

さらに一歩進んだ研究では、恐怖を感じる扁桃体を刺激し不安や恐怖を感じさせる対象が、発達に伴い変わっていくと主張する研究者もいる。たとえば乳児では、母と両親が主な対象で、母からの否定的な行動、両親の不仲や暴力からの影響を受けやすい。児童期になると、友だち関係からの影響が大きくなり、いじめはもっとも強い恐怖となる。それが青年期になると、アルコールや異性へと対象は移っていくという。

家族内のいざこざや友だち同士のいじめなど、大人からすると小さな問題と判断しがちだが、当事者の子どもにとっては異なるようだ。ちなみに社会的に問題をもつ可能性のある子どもでは、学童期に信頼のおける友人がいるかどうかが、その後の人生の適応度を決める鍵だともいわれている。

こうした大きな心理的恐怖は、不可逆的な衝撃を脳に与える。恐怖の体験は、扁桃体の大きさを変えてしまう。たとえば、戦争や災害で心に負った深い傷、それは実際に脳の深い傷となる。映画で登場するようなベトナム戦争でのすさまじい戦闘シーンを実際に体験したことによるトラウマや、震災という強烈なストレスによる心的外傷であるPTSD（心的外傷後ストレス障害）などが、扁桃体の大きさや活動を変えたことが報告されている。大きな恐怖の体験を受け続けると、扁桃体が過剰に反応し、それによって扁桃体そのものや、記憶を司る海馬に影響をおよぼし、その容量が減少することにもつながる。

虐待による脳への衝撃は、深刻だ。虐待は、この10年ほどでその相談件数は劇的に増加している。虐待時にどんな恐怖を与えられたかによって、影響を受ける部位は変わるという。

子ども時代に性的虐待を受けた大学生の脳を調べたところ、視覚野の容積が減少しており、しかも思春期以前の11歳までに虐待を受けた患者で著しく、虐待を受けた期間が長いほど、容積は小さくなっていたという。さらに虐待を受けた時期で脳を比較してみたところ、3歳から5歳では記憶を司る海馬が直接影響を受け、その容積は8・1パーセント減少していた。9歳から10歳では左右の半球をつなぐ脳梁に影響を受け、その容積は22・4パーセント減少し、思春期以降の14歳から16歳頃では、自分をコントロールする前頭前野に影響を受け、その容積は5・8パーセント減少していたという。これは推測にすぎないが、幼い時期にはおそらく何が起こったか理解ができず、記憶そのものを消し去ろうとしたのだろう。やがて状況を理解できるようになると、学習や記憶・犯罪抑制力にかかわる部位の機能を低下するように働きかけている。まるで虐待の経験そのものを拒絶するかのように、脳は変化していたのである。

家庭内暴力の目撃、体罰、「お前はダメだ」といった非難を浴びせ続けられることも、脳に影響を与える。軽く見られがちな、ドメスティックバイオレンス曝露と暴言虐待をともに経験した者は、身体的虐待やネグレクト経験者よりも深刻なトラウマに陥り、精神疾患的な症状を生じやすいことも示されている。

暴言虐待は聞き取りにかかわる聴覚野の髄鞘《ずいしょう》化を障害し、コミュニケーションや言語、スピーチの能力を司る左上側頭回にも影響を与える。厳格体罰は、前頭葉の中でも感情を司る前頭前野に影響を与え、抑うつや行為障害などの精神的トラブルを引き起こす原因とされる。ドメスティックバイオレンス曝露経験者では、視覚野の容積が20・5パーセント減少し、さらに視覚野の血流の上昇も観察され、神経過敏と過活動が推測されるという。

このように虐待は、発達上の脳に不可逆的な影響を与える。先天的な問題は抱えていないものの、発達上の脳に障害を与えるという点において、発達障害に似ている。また、もともと発達障害を抱えていた上でさらに虐待という経験を受けることによって、本来の問題をこじらせた二次障害を生み出す可能性もある。これらは発達障害と似た行動上の問題の場合もあるが、もともとの問題をこじらせているという点で、むしろ発達障害よりも厳しい状況になることも多いようだ。

次に発達全般を概観しながら、感覚や認知という心のメカニズムの成立に入っていこう。

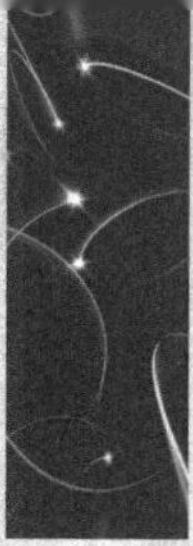

第3章

感覚の発達

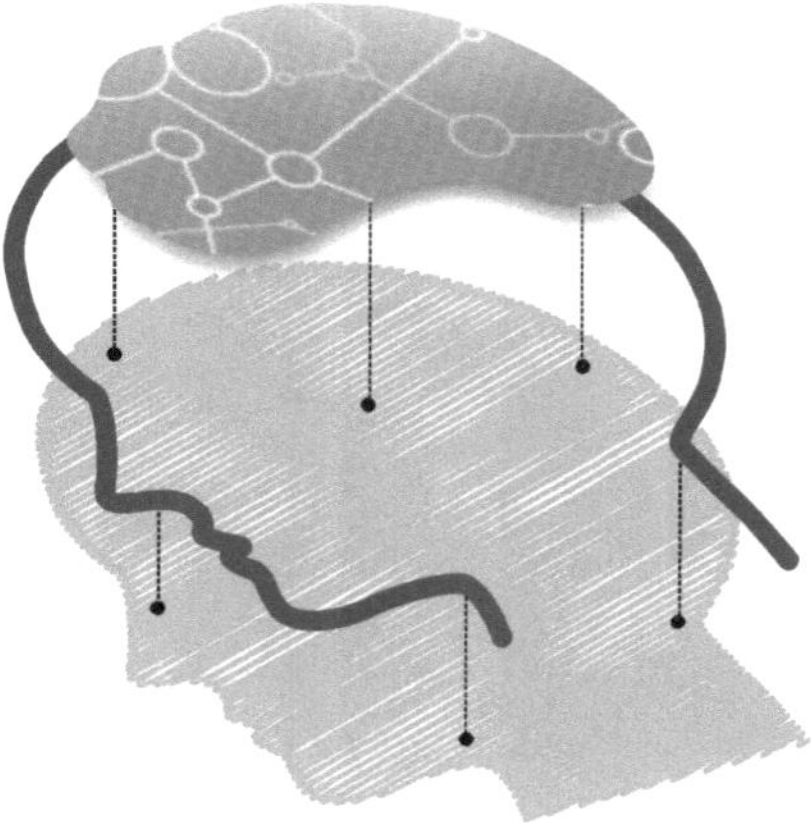

虐待を受けた人々の脳から衝撃的な傷跡が見つかったという事実から、脳は環境に合わせて柔軟に学習し変化することが改めてわかった。それは特に、感覚や認知にかかわる領域にダイレクトに影響を与えていた。

これまでの章では、発達障害の特徴について概観してきたが、そろそろ本題へと入っていこう。本書のねらいは、発達障害者が直面する問題の原因が、「見方」のずれによるものであるという仮定から、問題の根幹を、認知・知覚・感覚へと掘り下げていくことにある。

発達障害者自身が語った記録をよむと、明らかに健常者とは異なった感覚をもち、しかもこうした感覚のちがいに、本人たちが違和感を抱いていることがわかる。

狭くて高い感度の感覚をもつということ

発達障害者による体験談は、部外者からはうかがい知ることのできない世界を教えてくれる。自閉症では、ドナ・ウィリアムズやテンプル・グランディンなど、自分の過ごしてきた世界を雄弁に語った著作がある。

まずは当事者のエピソードから、よみ解いてみよう。

彼らの体験をよんでみると、これまでの話から予想される通り、対人的な衝突がいちばんの問題だが、それと並んで多く語られるのが、自身の感覚に振り回されるという、特異的な感覚に関するエピソードである。しかもこの２つを比べると、対照的な相違が浮き彫りになる。対人的な衝突は、個人差がとても大きいが、一方で感覚に振り回されるのは、ほとんどの点で共通しているという特徴がある。

対人的な衝突は、当事者を受け止める家族や周囲の環境に左右される。家族や周囲がどれだけ理解し、受け入れようとしているかによって、衝突の大きさはマチマチだ。特に、支えとなる人物の存在は、大きな鍵となる。こうした存在がいれば、衝突があっても、大きな問題には発展しない。反対に、こうした人物がいないまま育つと、精神的な苦しみはより一層大きくなり、大きな衝突を繰り返すことになるようだ。

一方、感覚に振り回されるような、特異的な感覚をもつことは、周囲の環境とは関係ない。ウェブを検索すると、自閉症の感覚世界を疑似体験できる映像がたくさんある。一般社会に向けて、より多くの人に感覚レベルのちがいを理解してもらうためのものだ。

こうした映像は、公園や校庭、ショッピングセンターなど、人がたくさん集まる場面が多い。人々のざわめきを、いったいどのように彼らが感じているのかを垣間見ることができるから貴重である。

実際に映像を体験すると、まず、そのざわめきの大きさに驚かされる。突然現れる雑音が、とても大きく感じられる。思わず、耳をふさぎたくなる。それとは反対に、人の声を聞き取ることが難しい。映像を観ていると、自閉症の子どもたちがどうして特異な行動をとるのかがよくわかる気がする。大きい音にパニックになったり、人の話し声が気になって人と距離を置いて座っていたり……。彼らの置かれている切迫した状況が伝わってくる。

先のドナ・ウィリアムズやテンプル・グランディンの自伝の中でも、環境音の感じ方が人とちがうことに触れられている。そしてこうした外界の雑音をシャットアウトすることが、成人するまでの人生の最大の課題であるかのようだ。それほど大きな問題なのだ。

ウィリアムズにとって、人の声は寄せては返す波のように聞こえ、言葉の内容まで注意がまわらなかったと回想している。話しかけても返事をしないため、耳が聞こえないのではと家族は心配し、子どもの頃に聴覚検査に行っている。検査の結果、動物にしかとらえられない周波数の音まで聞き取れるほど、音に敏感であることがわかったという。

グランディンによると、環境音をシャットアウトすることが難しく、特にショッピングセンターは苦手で、空港の騒音の中では電話で会話することができなかったようだ。人の声が耳に届かない一方で、一般の人にとって不快な音に異常に反応してしまうようだ。これは、感覚の歪みから生じるものなのかもしれない。

ウィリアムズは金属同士が触れる音が心地よく感じ、呼び鈴の音を繰り返し鳴らしていたという。特定の対象にこだわり続けるこうした感覚遊びは、情報過多をシャットアウトするひとつの手段ともいえる。後に詳しく説明するが、健常者はさまざまな雑音を、意識に上る手前で自動的にシャットアウトしている。自閉症者はこの自動的なシャットアウトができないため、あらゆる雑音が意識化されてしまうのであろう。そのため、集中すべきときに集中できない状況に陥っているのだ。

情報過多の環境をシャットアウトする方法は、人それぞれだ。ウィリアムズは片目ずつちがうものを見ることによって、視覚の入力をシャットアウトしていたという。グランディンは逆に強い自己刺激を与えることによって、神経の高まりを抑えていたという。幸いにも、感覚の特異性は彼らの職業選択に生かされている。グランディンは牛の感覚の受け止め方を手に取るように理解できるため、牛舎の設計の仕事をしている。

フィルターを通して感覚を感じることと、そのまま感じること

自閉症者たちの共通した感覚の特徴は、感覚そのものをフィルターに通すことなく、直接受け止めることにある。彼らの感覚は非常に過敏で、その範囲が狭いという特徴をもつ。社会生活を快適に過ごす上では感覚のとらえ方は、広く浅くがよいといえる。

聴覚でいえば、自閉症者はバラツキがあるというのが特徴だ。自閉症児は4〜5ヘルツといった、機械の音などに該当する周波数の音に特に敏感であるといわれている。こうした子どもに

とっては、教室の外の小さな騒音も、授業の集中を妨げる原因となる。音響的な環境設定が、教室の設計に必要になる。

反対に、聞き取りにくい音もあるらしい。それは特に、人の声である。

そもそも、人の声には、さまざまな高さ、滑舌の良し悪しなどがある。日本語でいえば「あ」ひとつとってみても、音響学的なバラツキは大きい。こうしたちがいから言葉を抽出するということは、複雑なことである。それは慣れない外国語を聞き取るときと同じだ。初心者では、相手が滑舌よくはっきりと発音してくれない限り、聞き取りが難しかったりするものだ。ただし、言葉がわからなくても、喧嘩《けんか》しているのか、楽しげな会話なのか、会話のニュアンスを感じ取ることはできる。

人の声を識別する能力の萌芽は、胎児までさかのぼる。人の声のもつ音響学的な特性は、胎児の段階から優先的に聞き取られている。さらにその学習も早く、出生時にはあらゆる言語の母音や子音を聞き分けられる能力をもつものの、生後10ヵ月になると母国語だけに限られるようになる。母国語だけに絞って、より繊細な聞き取り能力を獲得していく。このように生まれたときから非常に高い、音声認識能力をもつのがヒトの特徴だ。こうして、人の声を優先的に処理することができるようになる。

こうした聞き分けを自動的にできないと、教室の外の騒音や周囲のざわめきが、先生の声と同じレベルで耳に入ってきてしまう。そのため先生の声に集中することができない、人の声が聞き取れないといった状況となり、一般にいわれる自閉症特有の症状、「言葉の遅れ」につながる。

ただし自閉症の特徴を知るには、別な能力についても把握しておく必要がある。言葉の獲得が遅れる反面、外国語の獲得に突出した能力を示す者もいる。発達障害者の中には、耳にしただけの外国語を器用に喋《しゃべ》ることができたり、一度聴いた外国語の歌をそらで歌ったりする。

一見すると羨ましく見えるこれらの能力だが、そこには一般とちがう音の処理様式が隠されているようだ。理由はまだ明らかにはなっていないものの、言語というフィルターを通じて音を聞いていないことが、この能力の背後にある。聞きなれた母国語と聞きなれない外国語という区別なく、音として、聴いたまま口にできるのかもしれない。

彼らは言語というフィルターを使うことなく、どのように音を認識しているのだろうか。感覚としての音の受け取り方を調べる研究も、NTTコミュニケーション科学基礎研究所を中心に行われている。自閉症者は時間的なまとまりを作ることが苦手らしい。両耳から入る音の時間差を勘案して音源を定位することも難しい。つまり、聞くべきものの位置を把握して注意を払う、選択的聴取が困難な状態となる。

また、音の高さ（ピッチ）をとらえる基礎である、「詳細時間構造」が弱いという。「詳細時間構造」とは、音を時間構造の単位にまとめて分析する仕組みだ。音の高低の聞き分けができないと、聞きたい音の成分を抜き出すことも難しくなる。音の高さがわからないと、会話の語感がわからないため、怒られているかどうかなどのニュアンスが伝わらないことになる。実際に自閉症者は、どこが強調されているかがわからず、会話の微妙なニュアンスに気づけないのだ。

英語圏の場合、母音よりも子音の方が聞き難いことが、当事者研究の中で指摘されている。母音だけが耳に届いて子音が聞こえにくいため、予測して言葉を聞き取っていることもあるそうだ。

聞こえ方の障害は、話し方にも影響する。自閉症者の話し方の特徴に、滑舌のよさがある。日本では強弱のない単調で機械的な話し方がよく見られるが、これが欧米にいくと全く逆で、強弱の強いオーバーな話し方になるという。ウィリアムズもどこか芝居がかった話し方をして、同じような話し方を維持することが難しいのだという。

感覚の過敏さと独特な経路の問題

次に行動に移ろう。瞬きを頻繁にしたり、片目だけで見る行動が、感覚過敏に基づいている可能性がある。発達障害者によると、こうした行動は気分を落ち着かせるのだという。つまりこれらの行動は、過敏すぎる視覚を無意識にコントロールしていることになるのだ。

たとえば、蛍光灯の60サイクルの点滅が、いちいち見えてしまうという。無視できないことが、苦痛となっているのだ。1970年代の研究によると、蛍光灯が自閉症に特異的な反応である常同行動を引き起こすことが報告されている。

中には蛍光灯の点滅が、ディスコのミラーボールの点滅のように感じると話す者もいる。これはディスレクシアの一部であるアーレンシンドロームと呼ばれる症状の可能性が高いかもしれない。

ディスレクシアとは、知的機能には問題はないものの、よみ書きだけができない症状をさす。表記と発音が一致しないため、英語圏での発生率が特に高いといわれ、複数の著名人が自身のディスレクシアを表明している。俳優のトム・クルーズも、その一人だ。よみ書きが困難という点でディスレクシアという名称で一括されるが、視覚的な問題に起因する場合と聴覚的な問題に起因する場合に大きく分けられる。視覚的な問題に起因する場合、文章をよんでいる途中で、本の中のどこをよんでいるかがわからなくなる。視力は悪くないにもかかわらず、よんだ場所がわからなくなるのだ。ところが、文章を音声に変換すれば正しく聞き取って理解することができるようになる。

アーレンシンドロームでは、特定の色の色眼鏡をかけると、文章が正しくよめるようになる。眼鏡と同じ色の透明シートを紙の上に置くだけでも、よみは改善される。詳細なメカニズムはわかっていないが、何もないときに文章をよもうとすると、文字がぼやけたり揺らいで見えていたのが、色のついた透明シートを置くことによって、文字が静止して見えるようになるというのだ。ちなみに蛍光灯が点滅して見えたと主張したアーレンシンドロームの当事者も、カラー付きのレンズをつけると問題はなくなったという。液晶ディスプレイを見る際にも、見え方は改善されたという。

止まっている文字が、なぜ彼らには動いて見えるのだろう。それを知るためには、色を処理する脳内メカニズムの理解が必要だ。

視覚のおおもとは光である。光は目の中の網膜に届き、網膜上の錐体細胞と桿体細胞に吸収され神経信号に変換され、視神経から外側膝状体を通って大脳皮質の視覚野に到達する（図3

―1)。色を感知するのは中心視野からの光を吸収する、錐体細胞である。錐体細胞には3種類あり、それぞれ長波長、中波長、短波長と、波長の異なる光を吸収する。この神経信号は視神経を通って外側膝状体で、色と形、そして動きの2つの情報に分けられて視覚野に送られる。色と形は外側膝状体の小細胞で、動きは大細胞で処理される。

アーレンシンドロームの問題は、錐体細胞の色を吸収する仕組みと、外側膝状体の色を伝達する仕組みの混乱にあると考えられる。すなわち、小細胞に伝達されるはずの色が、動きの信号に混同されて伝わってしまうのだ。

たとえば白い紙を見たとき、すべての周波数の色が錐体細胞に飛び込んでくる。カラーフィルターや色眼鏡を使うと、あるいは茶色っぽい紙に変えただけで、特定の周波数の色だけをカットできる。そこで、特定の周波数の色だけが、誤まって動きの信号として大細胞に伝わっているのではないかと考えられるのである。

ちなみに問題となる色は人によって異なり、どの色に問題が多く生じるという傾向もない。アーレンシンドロームの訓練では、眼科にある眼鏡のレンズのキットのように、あらゆるカラーフィルターを用意して、その人に合った色のレンズを探し出す。まさしく感覚入力の問題に起因する障害であることがわかる。

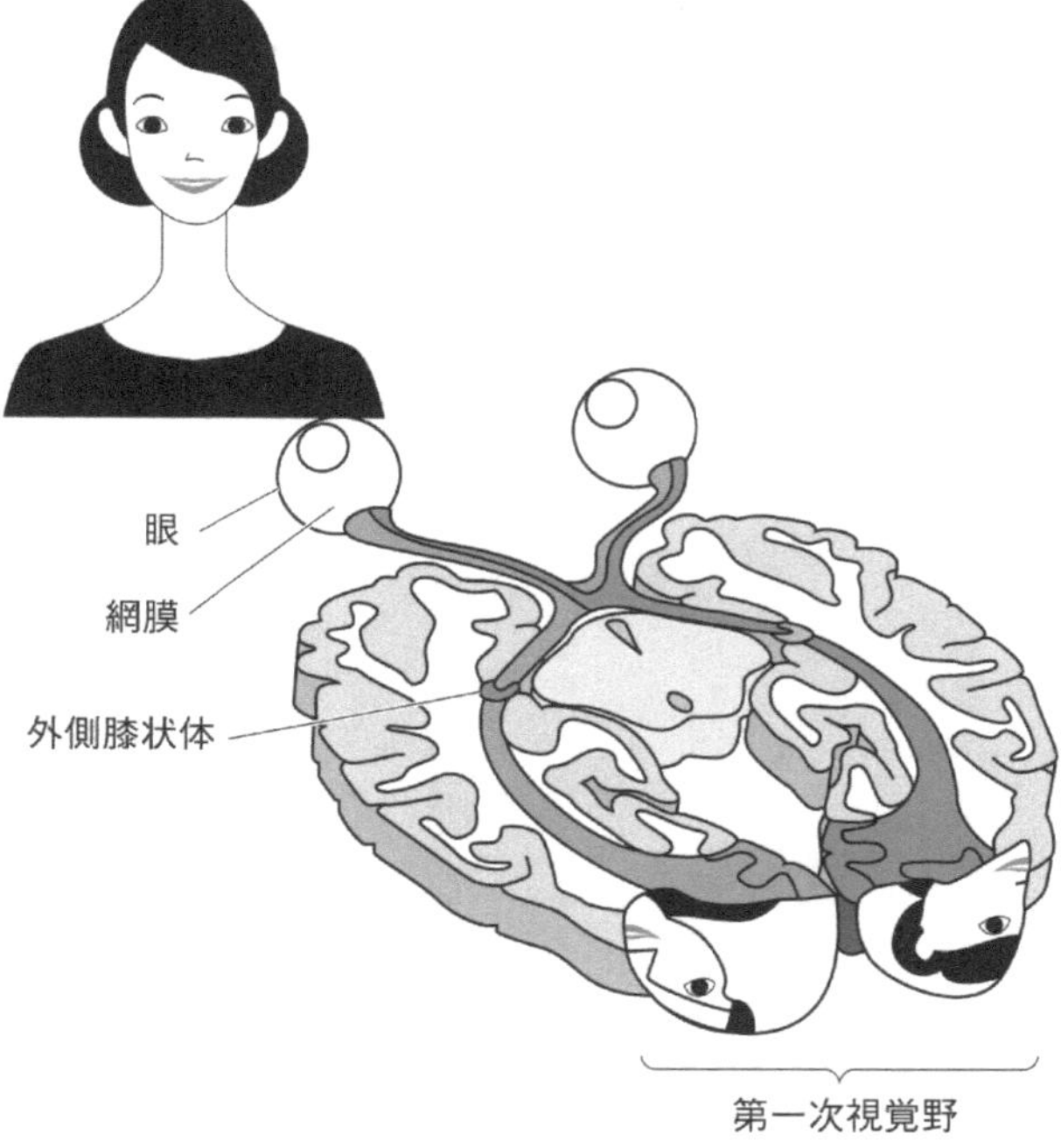

図３－１　網膜―外側膝状体―大脳皮質のつながり

感覚を統合することの難しさ

色ひとつとってみても、見ることは単純ではない。さまざまな感覚がきちんと分離され、統合されることが必要で、その過程は繊細で複雑だ。どのように統合されるのか、そのタイミングから見ていこう。

色の実験をもう少し見てみよう。赤い円を10ミリ秒、次に緑の円を10ミリ秒と非常に短い時間で交互に呈示する。すると赤から緑という色の変化を見ることなく、赤と緑が融合された黄色いフラッシュが知覚される。青い円と黄色い円を20ミリ秒ずつで呈示しても、融合された白色が知覚される。つまり、別々の色の情報を取り込んでそれぞれが認識されるまでには時間がかかり、その間に入ってきた色はまじりあって知覚されてしまうということだ。その間隔が500ミリ秒になると、色の変化を知覚することができるようになる。色の情報をとりまとめるには、0・25秒くらいかかるということになる。

色がまじりあって見えていても、どちらの色が先に点滅したか、その順序関係は意識することができる。赤が先なら赤っぽく、緑が先ならば緑がかって見えるのだ。融合された色の中に

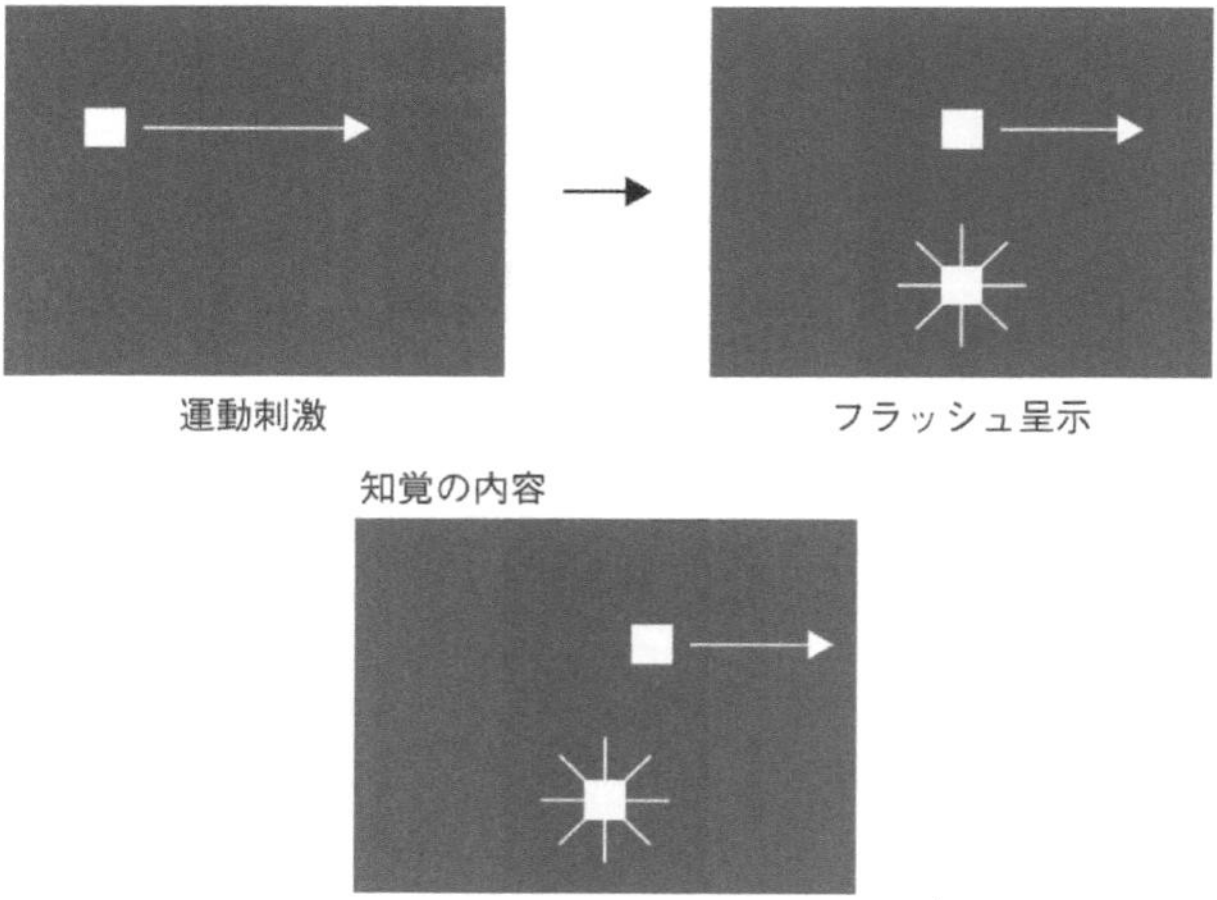

図３－２　フラッシュラグ錯視の別の例　左から右に移動する光点が真ん中に来たとき、その真下に別の光を一瞬呈示すると、光点は実際よりも右にずれて感じられる。
（『大人の時間はなぜ短いのか』一川 誠　より）

前者の印象が強く残り、時間的な順序関係は色よりも速く5ミリ秒という短い時間でも処理される。

その順番は、フラッシュラグ錯視という巧妙な知覚で調べることができる（図３—２）。コンピュータ上に、少し離れた２つの刺激を５秒交互に点滅させる。するとそこに点の動きが見える。この錯視は、先に点滅した方から後の方向へと動いて見え、時間的な順序関係がそこに隠されているのである。

感覚ごとに処理されるタイミングは異なり、言語の聞き取りのため素早く音素を識別する必要性から、聴覚では早い。この能力が弱い聴覚性のディスレクシアでは、会話の中で短時間に連続して発音される音素を順番に聞き取れないという。ゆっくりした速度から少しずつ速度を上げた、順序あてゲームにして音素の聞き取りを繰り返すことによって、改善が見られたという報告もあるそうだ。

このような感覚処理の偏りが発達障害の原因で、それが人それぞれちがうというのが、発達障害の理解をややこしくしている。もしあなたの中でこれらの統合がちがっていたら、あるいは統合ができなかったら、いったいどんなふうにこの世界が見えるのか。そうしたことを想像して考えることも、必要だろう。

たとえば自閉症の子どもでは、ものの形を判断する際に影が邪魔になることがあるらしい。影があると形の判断に時間がかかることが、実験からわかっている。脳に障害を受けて形の認識が難しくなった失認患者でも、影がついた顔では、人相がわかりにくくなるという。ふだん意識することはないが、光の加減で影の形は変わる。影とは本来、複雑で不思議な存在なのであり、それを意識する以前に無視することができなければ、世界を安定して見ることは難しいのである。

こうした感覚が引き起こす問題について、発達障害者たちはどのように対処しているのだろうか。先ほども述べたように、瞬きによって外界との距離や感じ方を調整したり、対象から遠ざかったりして、現実感を薄れさせるのが精一杯のやり方だという。

処理容量の問題か

統合を考える際には、前提として処理の容量を考える必要がある。処理できる情報量が小さければ、それだけで統合するのは難しくなる。どのくらいの処理容量をもって目の前の事象に対応できるかは重要だが、それにはやはり個人差がある。

そもそも、発達的に処理容量は変わっていく。小学生でも低学年と高学年とでは保持できる記憶容量に大きなちがいがある。10歳になれば大人と同レベルの量の記憶を保持できるのに対し、低学年ではできない。

ＡＤＨＤ（注意欠陥多動性障害）では、この容量の発達的な増加が小さいといわれている。ＡＤＨＤとは、集中力が長続きしない、周囲に気をとられやすい、忘れっぽいといった不注意、動き回ったりお喋りをコントロールできない多動、自分の感情や行動、発言を抑えられない衝動性をもつ子たちを指す。文部科学省による全国実態調査ではADHDが疑われる子どもは全国で2・5パーセントいるという。小学校にあがると薬を処方でき、ドーパミンの分量をコントロールすると改善される。

一般に処理容量は、ワーキングメモリを測ればわかる。ワーキングメモリとは、作業中に短期的に記憶しておける容量を指す。心理学の実験実習で習うのが、意味のない数の限界が7つまでだという、「マジカルナンバーセブン」である。ADHD児では、7歳から15歳までのワーキングメモリ容量の発達が悪いことが示されている。こうした子ども向けに、ワーキングメモリを訓練することで、注意や集中といった症状の改善を推進するネット上の教育プログラムもある。すでにスウェーデンをはじめとして複数の国で実施されている。

コンピュータ上のプログラムは、こうした児童にとってもっとも適した学習手段といえる。学校の授業の中では、集中力に欠ける一面を見せるが、こうした子どもたちの日常を見ると、コンピュータやゲームに没頭する姿を観察することができる。その集中力はすさまじく、話しかけても気づかないほどだ。つまり問題は、集中力の欠如ではないのである。コンピュータという制限された環境ならば、夢中になれるのだ。

彼らの目線から学校の教室場面を改めて見直してみると、そこにはさまざまなものが散在していることがわかる。広い黒板、その周りには時間割をはじめとした貼り紙。クラスメートの姿やたくさんの机。視線を手元に落とすと、自分の机の上にも、ノートや教科書や筆箱といった道具類が散在している。実に多種多様な「障害物」であふれているのである。雑多なものや目立つものを無視して、しかも狭い注意の範囲で、先生と黒板に注目するということ自体が難しいのだ。

教室の中の環境を見ているだけで、彼らのワーキングメモリはいっぱいになってしまうのかもしれない。ディスプレイのように限られた情報だけにして集中する学習をクリアできれば、それを現実に応用して生活しやすくなるはずだ。

2つの注意のメカニズム

授業に集中できないのは注意の問題でもあるが、注意は複数のメカニズムからなる。「赤い帽

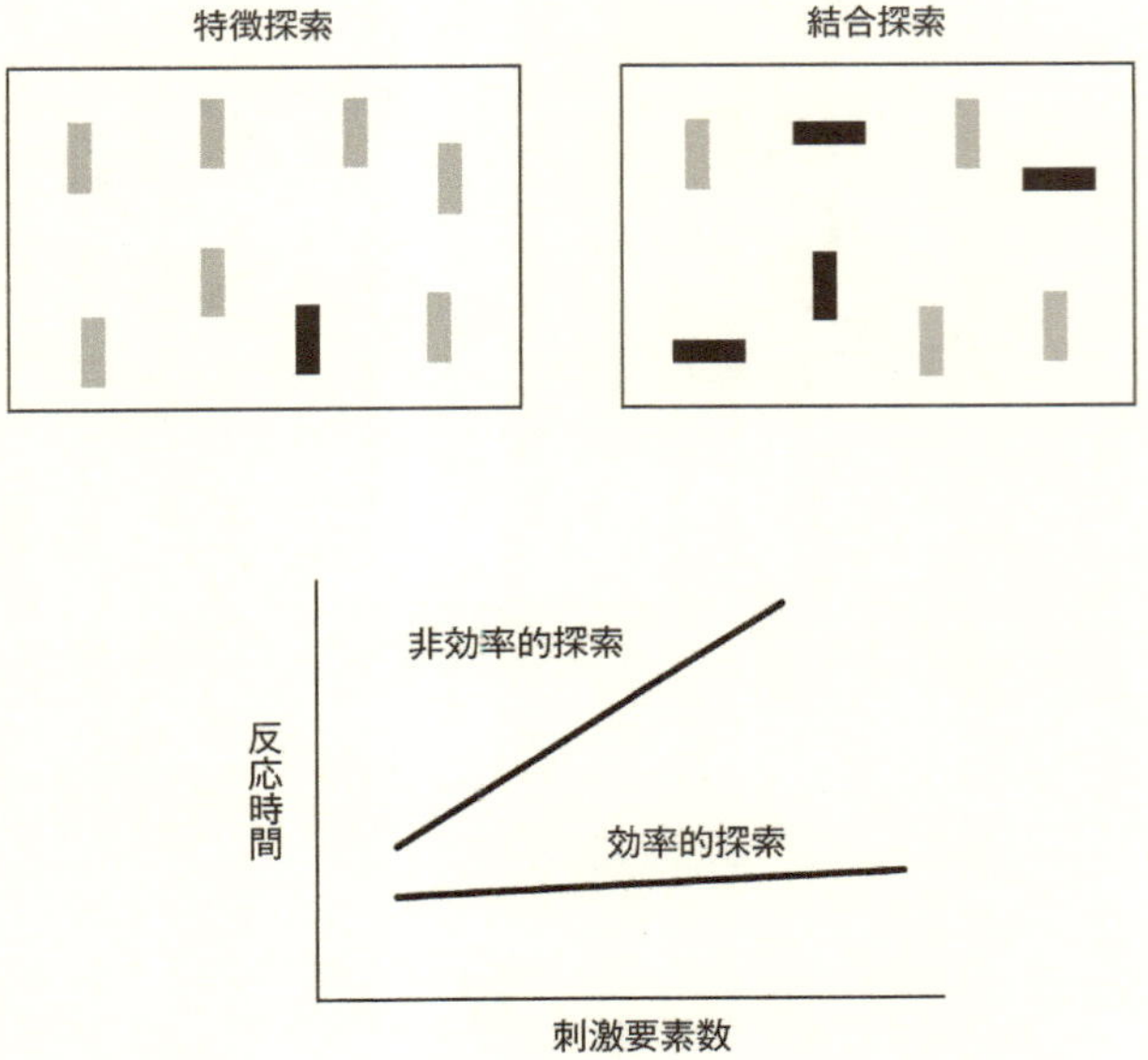

図３－３　黒い縦棒を探す視覚探索課題（上）と反応時間（下）
特徴探索では一瞬で探索する効率的探索となり、結合探索では要素の数に応じて反応時間がかかる非効率的探索となる。

子をかぶった人を探して」といわれて雑踏の中で探し出すのと、目の前に突然飛び込んできた派手な赤い帽子の人を見出すのとで、注意の働きは異なる。

この注意の乖離《かいり》は、「視覚探索課題」によって調べることができる。視覚探索課題とは、「ウォーリーをさがせ！」のように、たくさんの図の中で〃ひとつだけ〃合致した対象を探す課題である。「赤い縦棒を探しなさい」と指示されて、その有無をできるだけ早く答える。その際にかかる反応時間と正答率から、注意の仕方を探り出すのである。

実験では、「特徴探索」と「結合探索」の２つの場面が設定される。特徴探索は、たとえばひとつの赤い縦棒とたくさんの緑の縦棒があるだけの、シンプルな課題だ。ある意味で、赤を探し出せばすんでしまう。反対に結合探索では、緑の縦棒と赤い横棒が混ざっている。細部にわたって赤い縦棒を探し出さねばならない（図３―３上）。

前者の場合、飛び込んでくる色で探し出せるのに対して、後者はひとつひとつ注意深く対象を探し出さねばならない。前者は「効率的探索」、後者は「非効率的探索」と呼ばれるものだ。課題によって、注意をうまく切り替えて最適な方略をとっているのである。

注意をうまく切り替えているかどうかは、反応時間からわかる。無視すべき対象の数（刺激要素数）を増やすほど、反応時間が長くなる。一方で、特徴探索は一目でわかるので、かかる時間は変わらない。横軸に無視すべき妨害刺激の数をプロットしてみると、２つの探索の間で反応時間の推移がはっきり分かれる（図3―3下）。この反応時間の乖離が起きるかどうかで、注意の切り替えを調べることができる。

老人になるとこのバランスが崩れて切り替えが曖昧になり、反応時間の乖離が生じない。自動的な注意はできても、意識して探し出す注意に問題が生じやすいといわれる。その結果、車の運転などに問題が出ることにもなるのだ。

発達障害の子どもたちは、この2つの探索に特異性を示す。注意が弱いとされるADHD児は、健常者の子どもと比べると、結合探索課題の反応時間が長く、誤答率が高くなる。課題が難しくなると、時間がかかりすぎたり、結果として適当に答えてしまうこともあるが、結合探索と特徴探索との切り替えには、問題はなさそうだ。

一方で自閉症児は、特徴探索と結合探索の切り替えに問題がある。なぜなら特徴探索と結合探索で、成績のちがいが見られない。特徴探索は通常だが、結合探索がむしろ速くなる傾向にある。

自閉症児は周囲に惑わされずにある一点に注意を向けるのが特徴だ。「ウォーリーをさがせ！」やパズルを解くときでも、全体の絵を見ず、ピースの細かいちがいをもとに解いていく傾向にある。

注意の解放の課題

目の前にあるものに自動的に注意を向け注意をコントロールすることは、ＡＤＨＤでは難しい。これはサッケードと呼ばれる眼球運動を用いて調べることができる。

コンピュータ上で目の前に図形を見せ注意を向けさせてから、周辺に図形を見せる。こうした場合、自然と新しいものへと注意が向くのが普通だが、目の前の図形が消えないまま図形が出されると、注意を抑制するための時間を要する。たとえ数百ミリ秒というとても短い間隔であっても、そこにギャップがあると、新しい図形への眼球の移動は素早くなる。この眼球運動の時間差は、大脳皮質が完成した生後３ヵ月頃の乳児から見られ、注意の抑制の基礎的な能力であると考えられている。そのため、発達の遅れが気になる乳児の発達の確認のためにも、利用されている。

この反応時間の差はギャップ効果と呼ばれ、自閉症では抑制が必要な課題で反応時間が長くなり、ギャップ効果が大きいといわれている。自閉症の子どもは一度集中すると、注意をコントロールすることが難しくなるのだ。

注意の機能の個性を考えると、子どもたちはそれぞれの能力のデコボコをかかえていることがわかる。それぞれの子どもたちの特徴を理解して、教師や環境側がうまく誘導することも必要だ。広い黒板の隅々まで文字を書くことは、禁物だ。彼らが注意できる狭い「窓」の範囲内に書いてあげるだけで、集中は途切れなくなる。

さらにいえば、平均的な子どもたちの集中力の持続時間で決まってきた授業時間も、それぞれの子どもたちの特性を加味して考え直すことが必要だ。これまではテストも規定の時間に行い、規定の範囲で書類が渡されていた。学校や教室の中の、決められた空間と決められた時間を見直すべきだろう。

トップダウンとボトムアップのちがいとは

あらゆるものを分け隔てなく見てしまう、聞いてしまう発達障害者の話を聞くと、普通に使っている、感覚のフィルターの恩恵がわかるだろう。私たちが無意識にカットしている雑音が、自閉症者ではすべて耳に届く。結果として、人の会話が聞こえにくくなってしまう。

このように、普通ならば気づかないさまざまな雑音や、蛍光灯の点滅も、自閉症の人にはすべて飛び込んでくる。情報の狭い範囲に気持ちを集中しなければやっていけない。

先にも説明したように、脳の発達とともに神経細胞の接合部分であるシナプスの「刈り込み」が行われる。未成熟で生まれた脳が、発達初期の学習によって急速に発達し、次のステップとして、この大量の結合の中から、不要な結合を刈り込むと同時に、遠くの神経細胞同士の結合を可能にする。この結合が、意識を支えるトップダウン処理とかかわりがあるというのだ。

一方で、自閉症児はこのシナプスの刈り込みが少ないことがわかっている。その証拠に、自閉症児の生後半年から１歳代の時期の頭周が、普通の子どもよりわずかに大きいといわれている。最近の脳画像では神経細胞同士の結合を画像化できるのだが、顔を見ているときの脳活動を見たところ、自閉症児では近くの神経細胞同士の結合が多く、離れた結合が少ないことがわかっている。

トップダウンの処理とは、なんだろう。私たちは、さまざまな音や色から作り上げられた環境の中に住む。環境の中にある音や色はすべて、感覚として私たちの身体の中に取り込まれるが、その感覚を意識することはない。大半の情報は、私たちの意識の外を通過していく。

たとえばカクテルパーティー効果というものがある。騒がしいパーティー会場の中で会話を楽しみながら、周囲で交わされる噂話の中で自分の名前が上がったのに気づき、ドッキリすることがある。関係のない雑音を無視して、自分がかかわる話題だけをしっかりピックアップできる。これこそが、トップダウン処理によるものだ。

見るときや聞くときに、トップダウンによるフィルターごしに、意識に入るべき情報と不要な情報を選《よ》り分けている。このフィルターで使われるのが、蓄積された知識や記憶である。それぞれがもつ知識に基づいたトップダウンの処理で、意識に入るべきものとそうでないものを分類する。目の前の集中すべきところだけを見、注意したところだけを感じる。目の前の事象に的確に対処するテクニックともいえる。それが同じ知識や文化を共有した「共通認識」のもとに行われるので、同じ土壌をもつ人たちの間では理解しあえるという利点ともなる。

この共通認識が、発達障害者にとっては曲者《くせもの》だ。そもそものところ世の中のあらゆる判断基準は、文化や社会に根差した先入観に基づく相対的な判断が大半を占めていて、正しいかどうかではなく、多数派かどうかが問題となる。社会に生きる人間として、集団内と同じ行動が即座にできるかどうかは、きわめて重要なテクニックといえる。もちろん社会を維持する上では大切な仕組みだが、留意点もある。こうした集団的な潜在的判断は、テクニックをもつ人からすると正しい判断であるが、あくまでも多数派の判断であることを再認識しておく必要があるということだ。なぜなら、テクニックをもたない人からすれば、正しい判断とは認識できないからだ。こうした集団に基づく潜在的判断システムをもたないと、社会生活を送る上で多大な苦労があることは、想像に難くない。

大多数の取るトップダウン処理は、社会の維持にとっては便利な反面、先入観が強くて独断的な判断に陥る可能性もある。逆にいえば、自閉症者は、先入観なしに物事を判断する資質をもっているともいえるのだ。絶対的な物差しに則《のっと》る、フェアな判断というわけだ。

自閉症者は理系向きであるとか、数字に強いとか数学ができるという評価をよく聞く。絶対的な物差しで見ることは、物事をフェアに見ることにつながり、それはシステムを理解する性質につながる大きな特性となる。世の中をシステムとして、公平に理解して解釈しようとする視座が生まれるのである。フェアで公平な見方をすることによって、必然的にコンピュータに強かったり、数学に強かったりする特徴に至るわけでもあろう。一方で絶対的な判断は、相対的判断をする多数派から見ると、機械的だと称されることにもなる。

いったいトップダウン処理ができないのは、どこに原因があるのだろう。脳損傷の事例から見ていこう。

右側頭の脳血管障害から、半側空間無視になった患者の事例がある。右側頭につながる左視野が欠損するため、左視野に注意が向かない。目の前の食卓の左半分には手を付けない。昼の左半分だけ口紅をつけないで済ませてしまう。絵を描くと、右半分だけ描いて、左半分は空白のままである。

これほど症状が明確なのにもかかわらず、本人はすべてを完全にこなしたと思いこんでいる。部分的な視野の欠損に気づかない。第三者の手を借りながら改めて注意深く眺めれば、事態を飲み込むことができる。

この症状を改善する意外なリハビリ方法がある。目の前の映像を少しだけ左側にずらすプリズム眼鏡をかけて、ほんの数分行動してもらう。プリズム眼鏡は、欠損した部分の視野を無理やり目に入れる役割を果たす。

するとプリズム眼鏡を外した後も、この無視されていた左側半分の世界が見えた状態が続く。

何度もいうように、感覚をありのまま受け止めるのではなく、トップダウン処理によって、世界の中から必要な情報だけを切り取って見ているのだ。その感覚の受け止め方が、健常者と発達障害者との決定的なちがいを生むことになる。

統合の困難さ

同じ仕事に取り組んでいる仲間の中でも、なかなか意見が折り合わない相手がいたりする。どうやらそもそもの発想の出発点がちがうようだ。同じものを見ていても、「見方」がちがう。なぜそんなふうに判断するのか、どうしてこちらの意図がなかなか通じないのか。こうした対立はもどかしく、溝が深い。

ひょっとしてその溝の背景には、全体を把握して理解する見方を取る人と、部分の積み重ねで理解する見方を取る人のちがいがあるのではないか。こうした場合、同じ世界を見ていたとしても、理解された内容が全くちがうことになる。

意図した内容がどのようにちがっていくかというもとをたどると、自閉症者の特徴のひとつ、統合が苦手ということにいきつく。

それが視覚だけでなく、ストーリーの理解にもあてはまるのだ。映画を観て、登場人物の感情を成人の自閉症者に聞くという研究がある。そもそもの出発点として、自閉症者は相手の感情が全くわからないのではないか、というのが研究の原点であった。ところが、シーンごとの登場人物の感情は正しく理解されていたのである。成人の自閉症者では、経験を積み重ねる中で正しく感情を理解することができるようになっていたのだ。

ところが別の問題が見つかった。場面ごとの感情は正しく把握できても、感情の浮き沈みをストーリーの流れとして解釈するところに困難があり、ストーリー全体を通した感情の理解ができないのである。

統合が苦手という弱点は、さまざまなところで問題を引き起こす。表情と声色から感情をよみ取ったりすることができない。たとえば笑いながら否定的な口調で皮肉をいってみたり、苦しい実情を吐露しながら笑ってみたり……。緊張した場面では、意図的にこうした態度をとることも多くなる。そうした場面の意味が理解できないとしたら、他人との関係を円滑に作り出すことができず、苦労すると推測される。

ここまでは感覚のレベルから、発達障害の特徴を概説した。狭い範囲で高い感度で感じる感覚や、感覚を受け止めるフィルターがうまく働かないこと、トップダウン的な処理が利かないことなどを話してきた。さらにこうした感覚レベルの問題が、発達障害に共通する問題となる可能性にも触れた。次の章では、感覚が統合されて知覚となるプロセスについて説明する。

第 4 章

脳から見た 発達障害

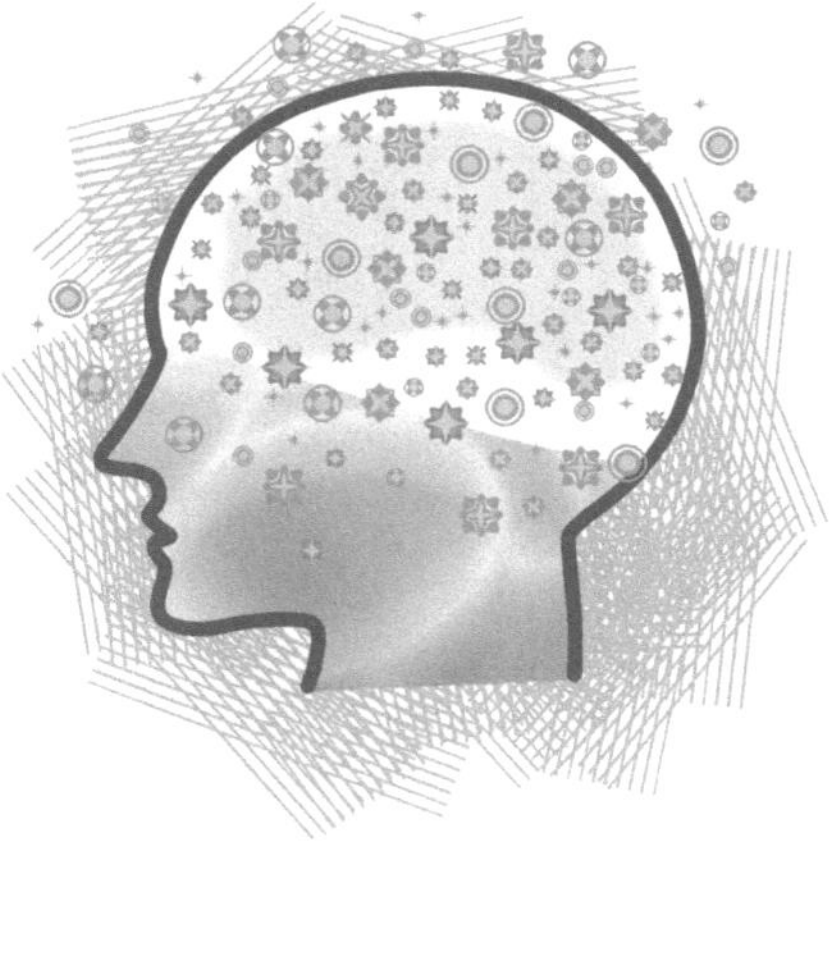

発達の鍵を握る2つの経路

発達障害は、その障害の現れ方が発達と共に変化していくという特徴があった。ここでは発達の鍵を握る脳の2つの経路から、その障害の成り立ちを見ていこう。発達障害の話に入る前にまず、この2つの経路がどのように発見されたのかを振り返ることにする。

色を識別する際にも時間的ずれがあるように、視覚の脳内の機能は複雑なシステムになっている。

視覚情報は大脳半球の両側の基底部にあたる下部側頭皮質へと続く腹側経路と、頭頂部にあたる後部頭頂皮質へと続く背側経路の2つの経路がある。背側経路は動いているものを見ることに、腹側経路は静かに形を観察することにかかわっている。

1980年代、不幸にして新居でシャワーを浴びているときに一酸化炭素中毒となった女性の局所的な脳の障害が、この脳の経路の解明に貢献することとなった。視覚障害という診断を受けたにもかかわらず、矛盾することにこの女性には、残存する視覚機能があった。人の顔もよくわからないし文字も見えない、物体がなんであるかを把握することが全くできない。にもかかわらず、隙をついてボールを投げると正確にキャッチするのだ。たくさんの障害物を置いた中を、介添えもなく一人で、障害物をよけて通る。

発症から15年後に開発された脳機能画像技術を使い、脳の状態を調べてみると、腹側経路と呼ばれる情報の道筋に大きな損傷を受けていたことがわかったのである。

さらに詳細な検査によって、失われた能力が徐々に明らかになった。色や明るさ、テクスチャといった表面の特性は見えるものの、その形を認識することはできない。縞《しま》はわかっても、縞の方向が全くわからない。背景に埋もれた物体の形を取り出すのも、困難だった。全く形がわからないのに、さまざまな形や大きさの棒を渡されると、手は正しく反応し、形にあわせて手を動かし的確につかむことができたのである。

じつは１９７０年代、動物を対象に背側経路を損傷させる実験がすでに行われていた。これらの動物では、物体をつかめない、対象に正しく手を伸ばせないといった行動が観察された。背側経路の活動の記録から、対象に対して運動を起こさないと活動しないことがわかったのだ。こうした実験から１９８２年に、ミシュキンとアンガーライダーにより、脳の２つの分業経路が突き止められた。

症例の患者はというと、発症から15年経ったときには、運動機能が見ること（視覚機能）を見事に補完していた。行動を詳細に観察すると、最初の動きは確率半々で間違っているものの、必ずその後にうまく修正して対応するようになっていた。残された背側経路をフルに使い、動作をモニターしながら修正するのである。

その後の研究から、全く逆の状態の症例が見つかった。頭頂葉の卒中による「バリント症候群」は、見えているのにうまく身体が動かないという症状だ。物体は見えるものの、視覚を用いて対象に手を伸ばすことができない、「視覚失調」と呼ばれる状態だ。目を閉じて手を動かしてもらうと、問題は生じないことから、運動機能の問題ではないことがわかる。

物体には手を伸ばせないが、相対的な位置は正確に答えることができる。さまざまな大きさの物体に手を伸ばす際に、手の開き幅を物体の大きさにあわせることはできないが、人差し指と親指で物体の大きさを示すことはできた。先の患者と全く逆の状態といえる。次に「ポスティング課題」を行った。

ポスティング課題とは、ポストの穴をさまざまな角度に回転させ、この穴にぴったり合った大きさの板を穴にあわせて入れてもらうというものだ（図4－1）。実に簡単な課題である。その際、実際に板を穴に入れる課題と、板が穴に入るかどうかを見て判断するマッチング課題の、2つが行われる。前者の課題が背側経路の働きを、後者の課題が腹側経路の働きを示すのである。

先の患者は、ポストに入れる課題は正しく行えるのに、ポストに入れる動作をさせないで、向きだけを答えてもらうという課題では、正しく角度を答えることができなかった。一方のバ

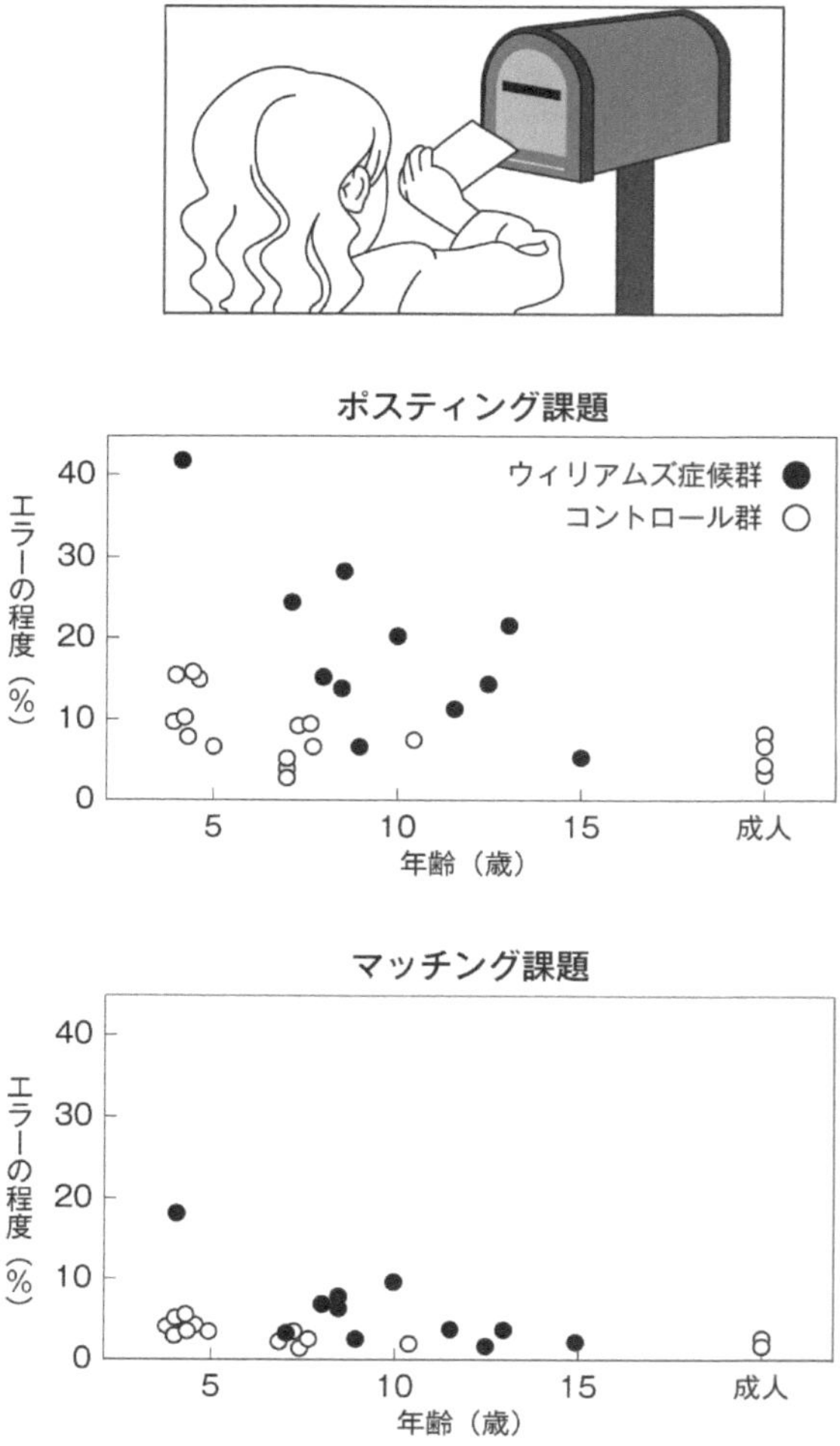

図４－１　ウィリアムズ症候群の子どもたちはマッチング課題はできるが、動作を伴うポスティング課題は苦手だ。

リント症候群の患者では、ポストの穴の向きは正しく答えることができても、実際に板をポストに入れることが正しくできなかった。このようにポスティング課題とマッチング課題から、腹側経路の障害と背側経路の障害を調べることができるのだ。

ちなみにウィリアムズ症候群と呼ばれる発達障害者も、このポスティング課題を苦手とする。先の患者と同様の症状は、アルツハイマー病の患者の一部にも見られるという。満足に物を見ることができなくなったにもかかわらず、ボールを投げるとちゃんと取ることができるのだ。

障害を受けてはじめて気づく複数の事実によって、背側経路と腹側経路は独立して存在し、障害も独立して生じることがわかる。背側経路と腹側経路は順番に発達するが、発達過程での壊れやすさも異なる。発達障害にも、この2つの経路の生成が影響しているともいわれている。

発達をつなぐ皮質下と皮質

脳の発達からいうと、背側経路と腹側経路は不思議な関係にあり、先に発達する背側経路は腹側経路の発達を促す。そしてその前触れとして、発達初期の新生児では、先に発達する皮質下が皮質の発達を支える。まずはこの発達初期の脳の支え合いから、把握していこう。

大脳皮質は脳の外側の極めて薄い層で、進化的に新しく、知覚や認知・意識といった高度な機能を担う。一方で比較的原始的な反射などは、皮質下で処理される。そして脳が未完成なままで生まれる乳児では、発達初期には「皮質下」だけが機能している状態だとされている。

ＯＫＮ（視運動性眼振）と呼ばれる特殊な眼球運動を利用した実験から、この発達を知ることができる。この眼球運動は、外界が大きく動くとき、たとえば、電車の車内から窓の外の景色を眺めているときなどに、流れていく風景を追う遅い眼球運動（緩徐相）と、それをリセットする逆向きの速い眼球運動（急速相）が繰り返される。

意識に上るのは、進行方向に進むときの映像だけだ。

ＯＫＮは、生まれてからすぐに観察することができる。

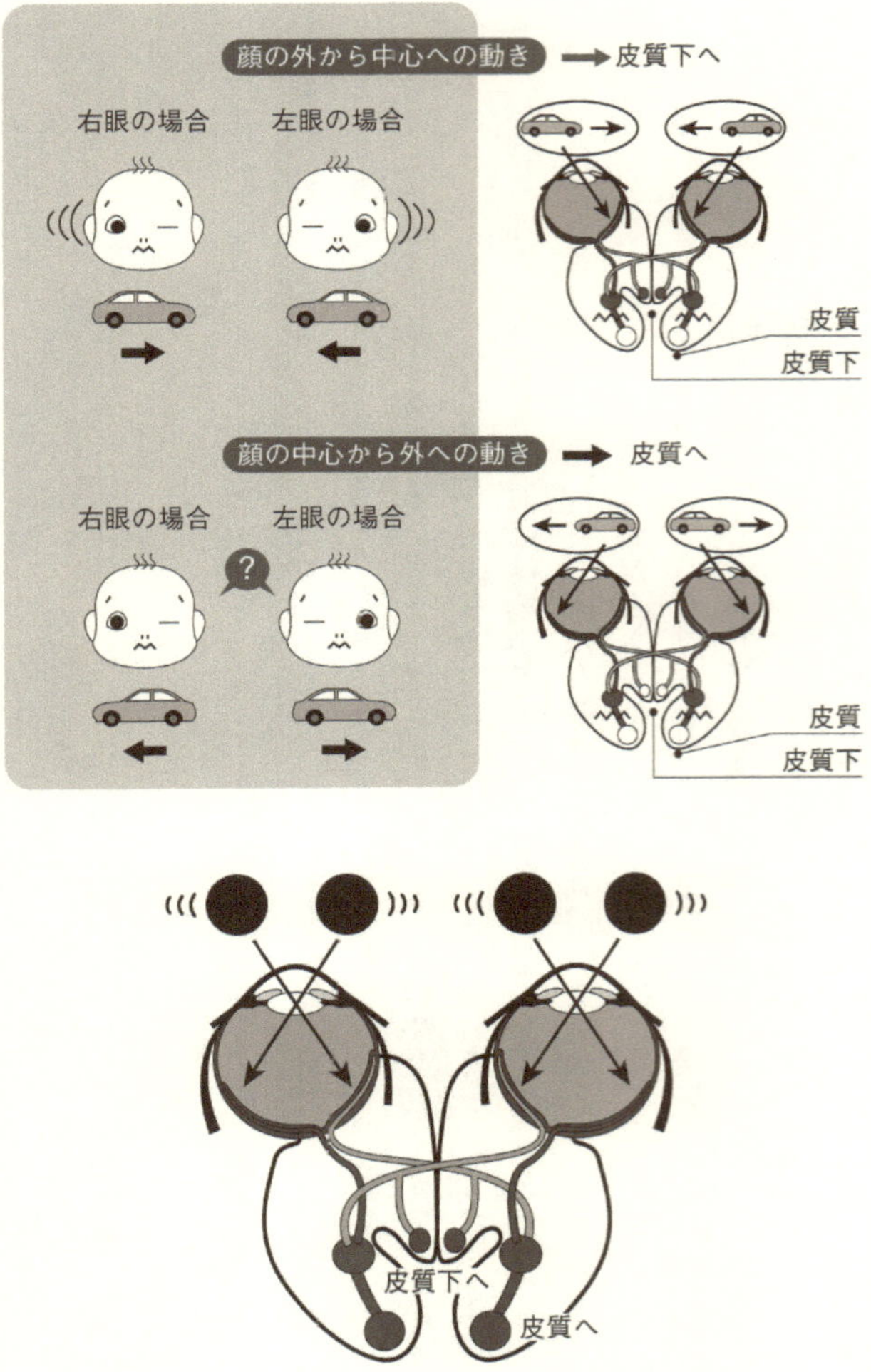

図4－2　乳児のOKNの観察（上）とOKNと眼と脳の対応（下）

視野の外側から来る動き（顔の外側から顔の中心への方向）と内側から来る動き（顔の中心から顔の外側への方向）に対するＯＫＮの成立を観察したところ、視野の外側と内側で、それぞれが「皮質下」と「皮質」と、脳内の全く別の経路につながっていることが判明した（図４―２）。

実験では、確実に映像が眼球の特定の位置で処理されるように、片目にパッチをあてて一方の目だけで見る状態にしておく。その上で、視野の外から中心への動き（顔の外側から顔の中心への方向）と、視野の外側への動き（顔の中心から顔の外側への方向）を見せ、ＯＫＮを比較した。

実験の結果、生後３ヵ月までは皮質下に入る、視野の外から中心に向かう動きにだけＯＫＮは生じ、皮質に入る、視野の外側に向かう動きに対してはＯＫＮは生じなかった。このことから生後３ヵ月までの赤ちゃんでは、皮質下だけが働いて、皮質が機能していないと考えられる。

この証拠をさらに詳しく調べる実験が、先天性の脳障害の乳児を対象に行われた。先天的な病気により、大脳半球を片側だけ切除した乳児を対象に、大脳皮質がない場合のＯＫＮ反応を調べたところ、生後９ヵ月時のＯＫＮは残された片側の皮質に対応する刺激にだけ反応することがわかった。

さらに低月齢で大脳半球を切除し皮質のない乳児を対象とした研究から、生後10ヵ月で同様の結果が得られたものの、生後3ヵ月までは、健常児と同じように皮質下で処理される刺激に反応することがわかった。このことから、大脳皮質がなくても発達初期には皮質下は機能し、やがて皮質が機能する時期になると、皮質下は皮質の管理下となり、皮質下からの直接的な反応は抑制されると考えられている。

ＯＫＮからわかったことは、発達初期には先にできあがっている皮質下だけが独立して働くということ、皮質が機能し始めると、皮質の管理の下で皮質下が働くということだ。結果として、皮質が存在しない場合、皮質下の働きは消失してしまうことになる。発達は、原始的な脳の部位である皮質下から、より高度な脳の部位である皮質へと進んでいく。この皮質支配への切り替わりは、ある意味でトップダウン的な処理へと進むプロセスの第一歩ともいえよう。

私たち成人が、ふだんなにげなく見ているこの世界の知覚と認知には、皮質が必ず関与している。皮質の働かない世界というのは想像し難いところがある。それはいったいどういうものなのだろう。さらに発達の話を進めてみよう。

視覚脳の発達過程

新生児期には、皮質下だけが働くことがわかった。この時期、乳児にはどのように世界が見えているのだろうか。

乳児の眼球は小さく未発達のため、網膜には、光学的にピントが合わない映像が届く。網膜には、錐体細胞と桿体細胞の２種類の細胞がある。錐体細胞は網膜の中心に分布し、色を伝達するのに対し、桿体細胞は網膜の周辺に分布し、少ない光でも反応するが、伝達する映像は粗い。

網膜の発達には、ずれがある。網膜の周辺側が先に発達し、錐体細胞の完成は遅い。桿体細胞に比べて繊細で、中心視を担当する錐体細胞は、網膜の中心部分に細くて長く密集するのが特徴だ。一方、新生児の錐体細胞は、成人と比べると太くて短く、中心部分に密集していない（図４－３）。その発達を観察してみると、中心へと錐体細胞が密集し、過密になったところで上下に長く伸びるという成長をたどる。完成は遅く、３歳になっても網膜の中心部分の錐体細胞は大人の半分にしかならない。

眼球が成長してから焦点が合うように、乳児期のレンズの焦点は大人のようにピッタリ合わ

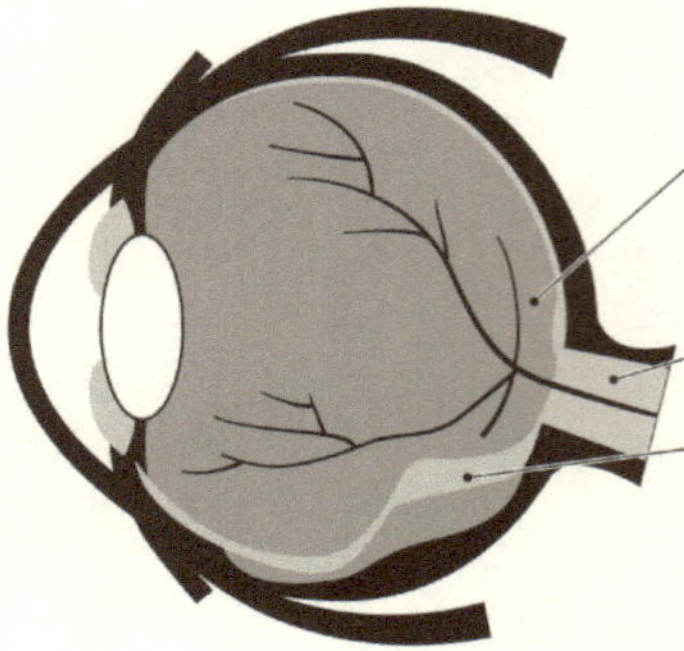

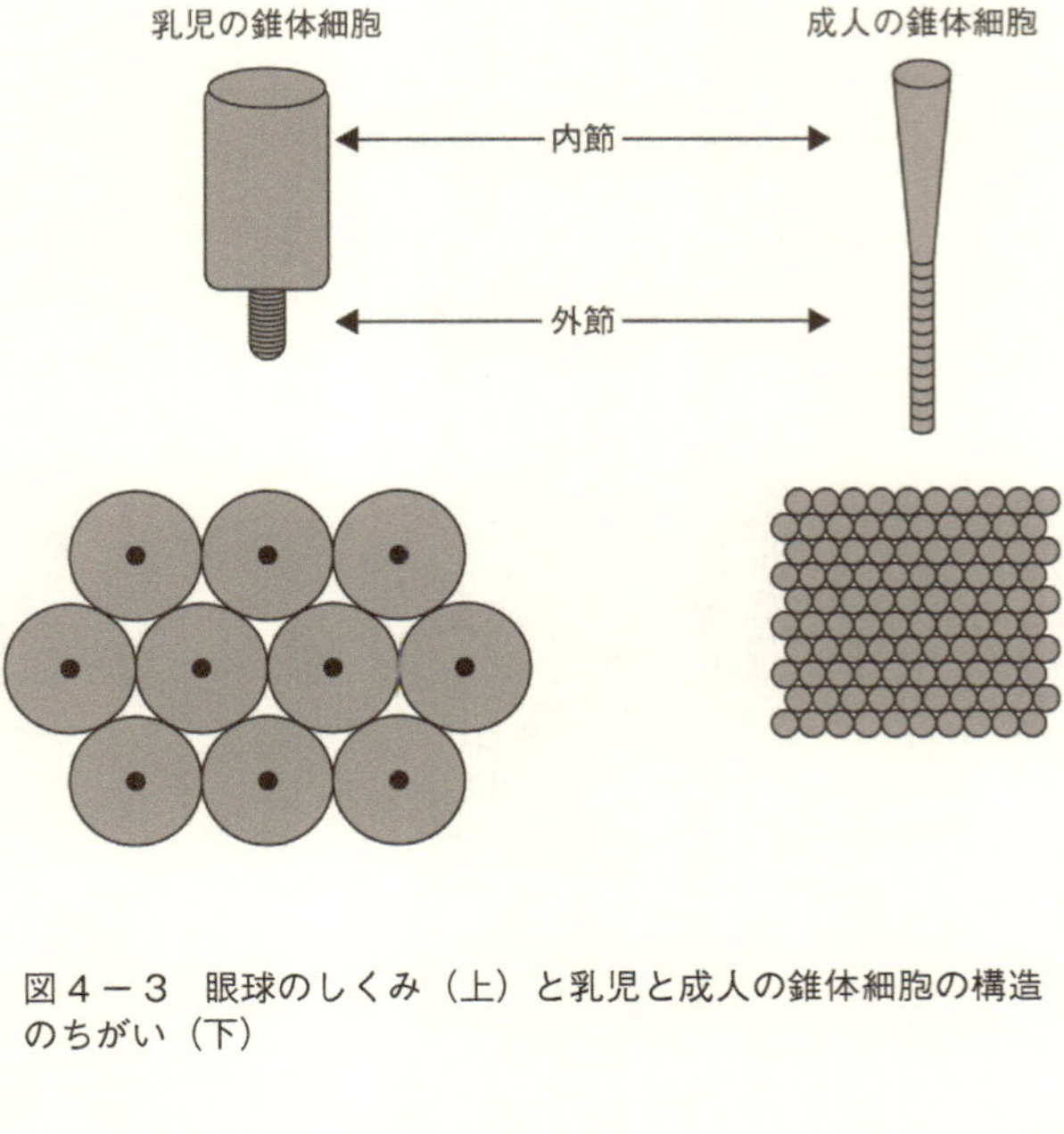

図４－３　眼球のしくみ（上）と乳児と成人の錐体細胞の構造のちがい（下）

ず、網膜の後ろに結ばれる。大脳皮質の発達が未熟で細かな画像まで処理できないため、レンズの焦点は成長してからでも十分間に合う。

網膜からの信号は、外側膝状体を経由して、大脳皮質へと送られる。このうち外側膝状体の構造が成人と同じになるのは生後９ヵ月、大脳皮質では11歳だといわれ、場所によって発達の速度は異なる。

乳児の視覚世界は、なかなか想像するのが難しい。大人の場合、網膜の錐体細胞を使って、視野の中心で見ようとする。色や細かな線や形を、より詳細にしっかりと見定めるためだ。そこで見た映像が意識に上る。一方で、大脳皮質の未成熟な生後２ヵ月以下の乳児にとって、目の中心で見ることと、意識して見ることの２つが決定的に欠けている。

錐体細胞の未発達な乳児にとって、目の中心で見る意味はそれほど強くない。乳児の視覚を想像するのは難しいが、目の前にあるものを反射的に見る、しかも（おそらく）見ているという意識をもたずに見ているのだろう。

しかし新生児の視線の動かし方は、目の前のものを全く見ていないとか、漫然と見ているだけでもない。皮質下がかかわる反射によって、注目すべきものには目を向ける。その結果として「皮質下」が「皮質」の発達を促すことになる。

その代表例が、顔を見る行動だ。顔を見る行動は新生児でよく見られ、それは皮質下による

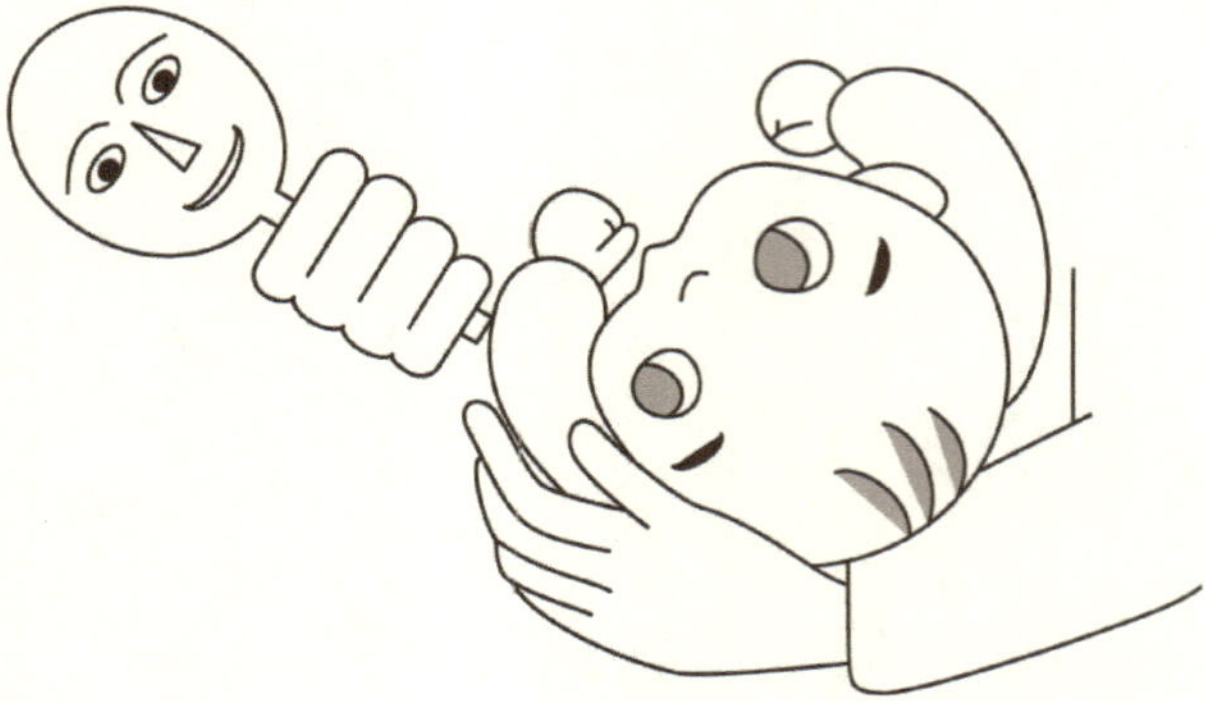

図4－4　ジョンソンの顔実験　周辺視野に顔を見せると、乳児は顔を動かし中心で見ようとする。

ものと思われる。この行動が皮質の切り替え時期には一時的に消え、皮質が働く頃に再び出現する。まさしく皮質下から皮質への切り替えが行われたといえるのだ（図4―4）。

皮質下は自動的な眼球運動を司ることにより、中心視野に対象がくるように働く。これが成長中の中心視野から皮質にかけての経路を刺激するというのである。

皮質下の情報処理の特徴として、トップダウンで見るべきところを見る、ということはない。生まれたばかりの赤ちゃんが、自分の名前を呼ばれたからと振り返ったとしたら、かなり不気味であろう。その一方で、わけがわからないはずなのに、目の前にいるお母さんの顔を必死で見ようとする。その方が相当に不思議なことなのだ。顔の話に関しては次章で詳しく話すが、生まれたときから決められた枠組みに沿って、見るべきものを見ているのである。

動きは形を見ることの発達を助ける

皮質下から皮質への学習は、視力の発達にも貢献するようだ。視力の発達には、刺激による学習が必須である。乳児は視力で処理できるいちばん細かい縞模様を好み、視力の発達に従い好む縞は小さくなる。より細かい視覚情報の処理を網膜と大脳皮質視覚野とで行う結果、視力は発達する。この大脳皮質の学習を発達初期から支えているのが、皮質が機能しないころから、刺激を与え続けた皮質下である。

動いているものへの反応は皮質下だけが働いている時期から生じるものであり、形よりも動きの知覚は先行して発達する。皮質が機能していない新生児でも、近づく動きに対して防御反応という反射が生じる。たとえば、ボールのようなものが目の前に近づくと、とっさに目をつぶったり、のけぞったりする。生後2ヵ月での動きに対する感度は、遠ざかる動きよりも近づく動きに敏感である。

さらに動きは、形を認識する能力の発達を促す。たとえば補完知覚と呼ばれる、なにかにさえぎられている対象が、途中で千切れたりして見えずに、さえぎられた部分を補完してひとつの形として知覚することにもあてはまる。幼い乳児はこの補完が不完全で、見たとおり、真ん中の物体を挟んで前後の物体は2つに分断されていると知覚する。しかしこれらの乳児に、隠した物体の部分を動かして見せると、補完して見えることがわかったのである。しかも、チンパンジーでも同じ傾向があることがわかったのだ。

主観的輪郭の知覚でも、同様なことが起きる。主観的輪郭では、実際に輪郭がないにもかかわらず、欠けた円の中に大きな四角形を知覚する（図4—5）。この主観的輪郭を知覚できない生後3ヵ月児に、欠けた円を連動して動かして見せると、主観的輪郭が知覚できるようになる。

形の知覚の未熟な段階に見られるものに「枠組み効果」がある（図4—6）。生後2ヵ月前の乳児は、単体としては区別できる形に枠をつけると、中にある形は区別できなくなる。ところが、中の形を点滅させたり、動かすと、形がわかるようになる。

顔を見ることも同様で、低月齢の乳児は、輪郭となる髪型で顔を覚える傾向にある。さまざまな表情を作ったり、口をあけて話しかけることによって、目・鼻・口が動き、顔の内部にあ

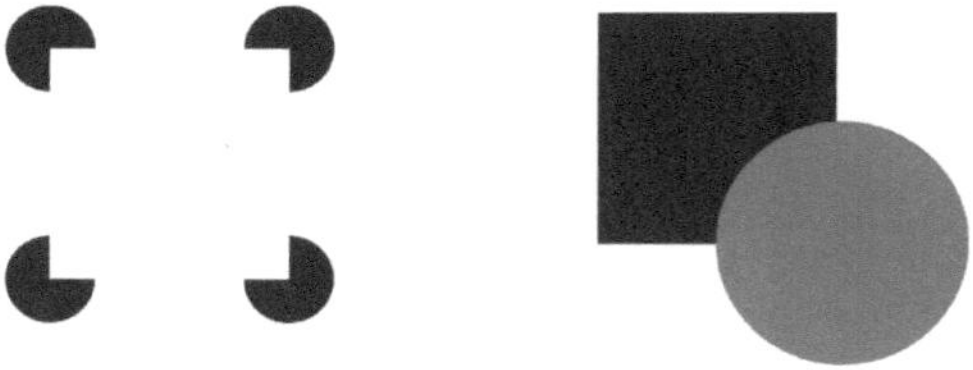

①主観的輪郭：輪郭線がないのに形がわかる　②補完知覚：さえぎられた輪郭を補完して形がわかる

図４－５　主観的輪郭と補完知覚　形を認識する能力は未熟でも、動きがあれば、形を認識することができる。

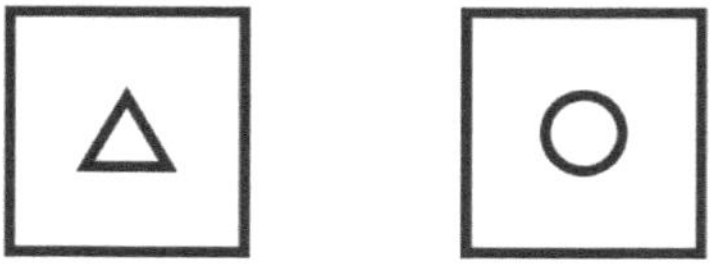

①周囲が同じで中身が違うペア

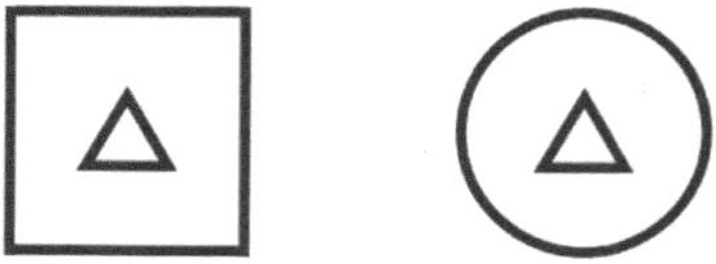

②周囲が違って中身は同じペア

図４－６　枠組み効果　生後２ヵ月児は①を区別できないが、動かすとわかる。

る特徴に注目させることができる。生後3ヵ月児を対象とした実験では、見知らぬ女性の顔を覚える際に、顔を動かした方が静止しているよりも早く記憶できることが示されている。

一連の研究から、幼い乳児が気づかない形の認識を、動きがサポートしていることがわかったのだ。

動きがないことには、刺激が脳まで届かないという動物実験もある。受け取った視覚経験を学習として定着するためには、自ら積極的に環境にかかわる行為が必須であることがよくわかる実験だ。

生まれたばかりの2匹のネコを、外界からの刺激を制限するために暗室で飼育する。その後、図4－7のような装置のそれぞれの役割に、2匹のネコは分けられた。片方のネコは、片方のネコを引っ張って歩く。引っ張るネコは自らの意思で動き、引っ張られたネコは受動的に動き、それぞれ全く同じ外の景色を学習する。つまり、2匹のネコは、全く同じ視覚経験を、片方は能動的に、もう片方は受動的に受けることとなる。

実験後に2匹のネコの視力を調べたところ、同じ視覚経験を受けたにもかかわらず、能動的な経験をしたネコだけが発達した。動くことが、視覚野の発達に必須であることが立証されたのである。

動きがなければ皮質下は働かないし、動きがなければそこに刺激があったとしても、皮質に

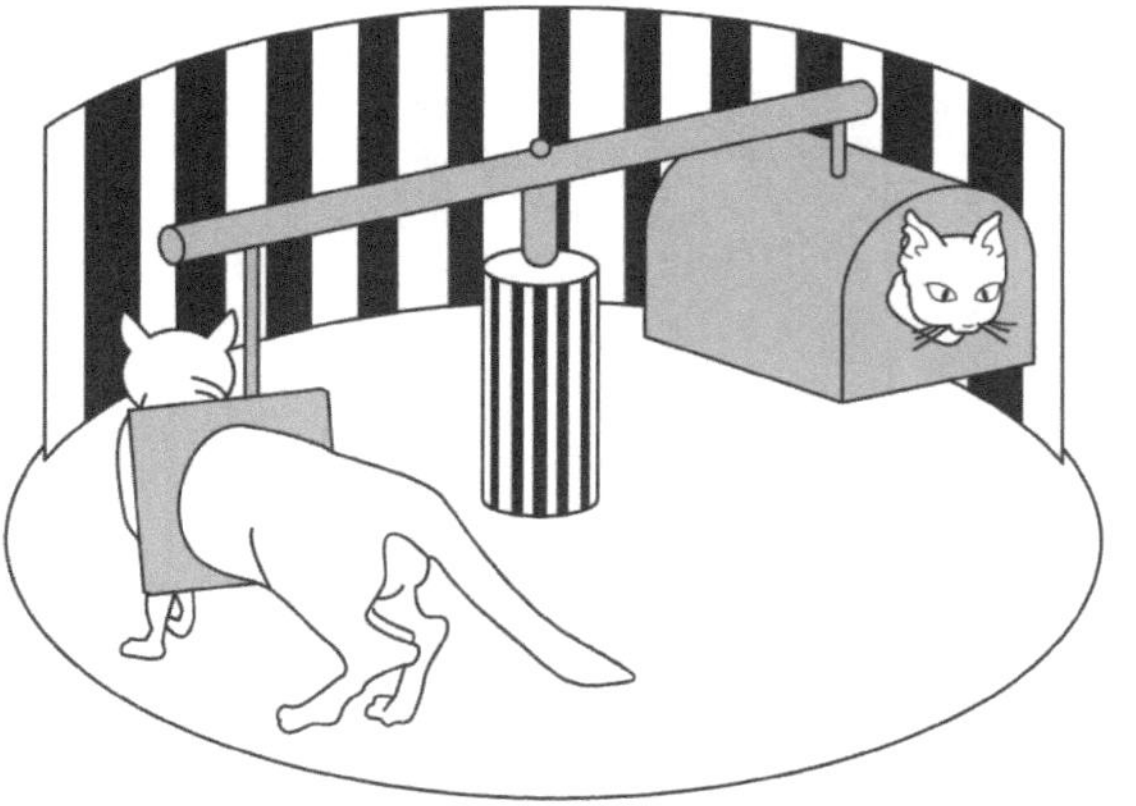

図４－７　ヘルドとハインによる実験　見えるためには、能動的な視覚経験が必要だ。

刺激は入力されないともいえる。生まれたときにもし運動機能が不十分であるとしたら、あるいは背側経路がうまく働かないとしたら、発達に問題が生じることは容易に推測されよう。

発達障害の背側経路の脆弱性仮説

　空間への適応を赤ちゃん時代から考えると、寝ているだけの状態から、立って歩いて、周囲にあるものをベタベタと触りはじめる。当たり前のように見える発達が、脳の連携によるものだということがわかった。その背後には、背側経路と腹側経路の発達の連携が隠されていたのだ。

普段の生活でなんの気なしにしていることは、この2つの経路がなせる業なのである。自由自在に動き回れるヒトは、背側経路で「空間」を正確に見ている。逆に、背側経路で空間を正確に見ることができなければ、自由に動き回ることができなくなる。階段を上り下りしたり、キッチンの棚から調味料を取り出したり、ポットからカップにお湯を注いだり。これらの動作はいずれも単純で、意識することなくできることだが、こうしたなにげない動作は、背側経路で「空間」を正確に見極め、対象と自分との距離を一瞬にしてとらえることができるからこそ可能になる。

発達障害と背側経路との関連性を考えるうえで、欠かしてはならない症例がある。

発達障害の中でもウィリアムズ症候群は、遺伝的欠陥が明らかなため、認知的偏りと遺伝子との関連を調べる手がかりとなってきた。発生頻度は稀ではあるが7番染色体長腕の微細欠失があり、特有な身体的特徴と心臓疾患をもつ。言語能力だけが極端に優れていることから、言語という高次認知機能と遺伝との関連を調べる手がかりとされ、さらに遺伝子レベルの問題が明らかになっていない他の発達障害の背景要因を推定するための貴重な手がかりともなっていた。

ウィリアムズ症候群は、決定的な視空間能力の欠如という特徴をもっている。自分の家の中ですら迷うこともあるという。積み木の模範を目の前にして、それを真似して積み上げることができない。日本語では、漢字を正しく書くことが難しくなる。空間配置を取りちがえ、「森」という漢字を書こうとしても、木の配置がごちゃごちゃになって正しく書くことができない。

さらに背側経路に障害があった患者で難しかった、ポストの向きに合わせて葉書を入れる単純な作業もできない。ポストの角度は正しく見えているのに、ポストの位置に合わせた正確な動作ができないのだ。脳を計測した研究からは、背側経路にかかわる頭頂間溝の構造異常も発見され、実際に背側経路に障害があることが示されたのである。

先にも述べたように、背側経路は腹側経路よりも先に発達するにもかかわらず、発達の過程では背側経路の方が壊れやすく、ウィリアムズ症候群の問題から発達障害の「背側経路の脆弱性仮説（dorsal stream vulnerability theory）」が唱えられている。ウィリアムズ症候群のような明確な遺伝的欠陥や脳の構造上の欠陥としての証拠はみられないものの、発達障害全般にこの可能性が検証されているのだ。背側経路は壊れやすく、その結果、自閉症児の多くは腹側経路が正常に成長できない可能性がある。

背側経路は生存のために必須

空間認識は、生きていく上では欠かせない。そのため背側経路だけにゆだねるのではなくて、腹側経路もより複雑にかかわっているという研究が、認知症の研究から発見されている。認知症が発見されるきっかけに、家に帰る道がわからなくなる、家に戻れないで徘徊《はいかい》することがある。その脳から見ると、空間認識能力の損失には、２つのタイプがあるという。

顔に特化した脳の領域である紡錘状回顔領域（ＦＦＡ：Fusiform Face Area）を発見したカンウィッシャーとエプスタインが、風景を見ることに特化した海馬傍回場所領域（ＰＰＡ：Parahippocampal Place Area）を発見している。この海馬傍回場所領域に損傷を受けると、風景の中の人や物体は認識できても、風景を認識することができなくなり、周りの景色がわからなくなって迷ってしまうのだ。

一方で脳梁膨大後部皮質（retrosplenial cortex）は、慣れ親しんだ環境に対する心的ナビゲーションにかかわり、自身を全体的な空間に合わせるメカニズムを果たす。ここに損傷を受けると、見知った景色だとわかっていても、帰路がわからなくなるという。

前者の障害では、目の前の風景そのものはわからなくなるものの、ルートを思い出して帰ることはできる。後者の障害では帰路がわからなくなっても、見覚えのあるランドマークを見つけることはできる。空間を見ることは、背側経路だけでなく、腹側経路に近い領域もかかわる、複雑な過程であるのだ。ちなみに腹側経路の問題であるはずの顔のわからない人たちの中に、空間オンチがいることも知られている。

改めて、背側経路の見方と腹側経路の見方の決定的なちがいをまとめてみよう。たとえば錯視だ。腹側経路では錯覚が起こるのに対して、背側経路では起こらない。座ったままで対象を見たときに錯視が起きても、動きながら見ると起こらない。

周囲に小さな円や大きな円を配置することによって中心の円の大きさが変わって見える、エビングハウス錯視がある。この錯視を使って、背側経路で見る能力を調べる実験も行われた。錯視の円を指でつまんでもらう。その際に、錯視の大きさにつられて指が動くか、それとも錯視が起こらずに実際の大きさに指が動くかを調べたのである。実験の結果、実際の円の大きさにあわせて指は動き、錯視は起こらないことがわかったのである。

背側経路は、錯視に惑わされない。純粋に物理的環境世界を把握して動くことができる。そうでないと、スポーツで身体を動かして、的確なシュートやサーブを打つことは難しいだろう。そして背側経路が損なわれると、この正確な運動ができなくなる。

脳卒中や脳梗塞でこの経路のある頭頂葉に障害を受けると、動くことが困難になり普段の生活が送れなくなる。棚からものを取ろうとするたびに、棚と指の距離をつかめずに指をついてしまったり、カップを取りそこなったり、階段の上り下りは手すりにつかまり、一歩一歩足もとを確かめないと歩けなくなったりする。

衝撃的なのは、これと似た障害が発達障害者にも見られることである。

発達障害の子どもの中には、運動が苦手な子が多い。ベテランの小児科医によれば、赤ちゃんを抱っこしたときの筋肉の緊張の仕方で、その可能性がわかるという。行動を調べた研究によると、幼稚園に上がる頃には、まっすぐひかれた線の上を歩くことが苦手だったり、スキップができなかったりすることもあるという。また、よく転んだりもするらしい。それは決して不注意で転ぶのではない。先の背側経路障害の人々のように、空間の段差に合わせてつまさきを協調して動かせなかったりする可能性がある。自閉症者が、自分の身体をスムーズに動かせないこともわかっている。自閉症の当事者研究の中でも日本発信の世界的なベストセラーを生み出した東田直樹も、手足がどこについているのか、どうやったら思い通りに動かせるのか、人魚の足のように実感がないという。自身の身体の動きや、身体感覚そのものが、希薄であるのだ。

こうした子どもたちがもつ障害が、運動由来の障害なのか、あるいは視覚と連動した空間障害なのかを考えるべきであろう。視覚の障害を運動障害と間違えている患者も多いかもしれない。小さなつまずきを、よくよく観察してみよう。背側経路に障害がある場合、階段をふみはずしそうになるので、手すりをもって下りるまでになる。これは見ようによっては運動能力が弱いともとられかねないが、ひょっとすると視覚系に障害があるせいなのかもしれない。

第5章

コミュニケーション能力は顔と視線から

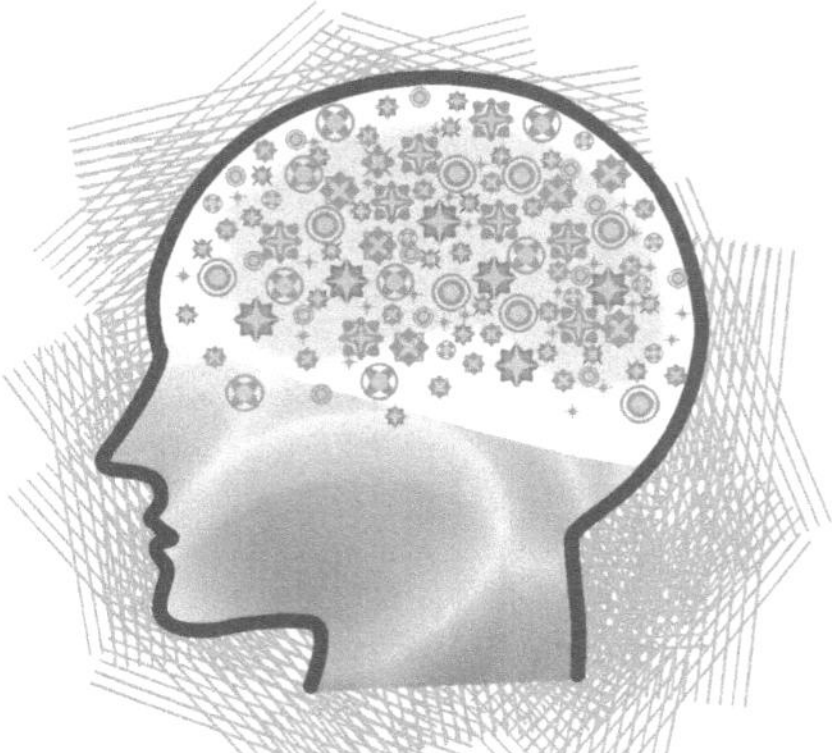

これまで発達障害を視覚経路、特に背側経路の障害から見てきた。一方で自閉症をはじめとする発達障害と診断された人たちの問題として、周囲が指摘するのは、社会性である。なぜ共通して社会性が弱い（苦手）といわれるのか、その背景にあるメカニズムについて、これも視覚経路から見ていこう。まずは、顔と視線が、コミュニケーション能力にどうかかわるかについて説明していこう。

顔認知は学習の結果か

社会的認知の中でも、顔の認知は特殊である。

顔認知は腹側経路の最終段階で処理され、形の認知の特殊な形式ともいえる。社会的な対象であるはずの顔認知の基本には、情動的なつながりを抜きにした、機械的なパタン認識がある。このパタン認識がうまくできるかで、顔認知の得意・不得意は決まる。

顔認知が形の認知から特化していった原因に、大量の学習の成果があげられる。その証拠として、あるパタンを大量に学習すると、顔と同じようにそのパタンの特徴が認識されるようになることがある。同じ車種の細かな年式のちがいを把握しているカーディーラーや、牛や犬のブリーダー、バードウォッチャーは、よく似た色や形の車や牛、犬、トリなど同種の物の個体差を瞬時に識別する特殊な能力をもっている。

その能力は、脳に裏づけされる。彼らが車や牛、犬を区別するとき、顔を区別するのと同じ脳の部位、紡錘状回顔領域（ＦＦＡ：Fusiform Face Area）が活動していたのである。つまり学習を重ねれば、顔以外の対象でも、顔と同じように認識され、脳も活動するようになるのだ。さらなる証拠として、トリの専門家だった人が顔に関する脳の部位に損傷を受けると、顔を区別する能力を失うのと同時に、トリを区別する能力も失ってしまったというのだ。

ここまで特化するのは、職業上の必要性に迫られてといった特殊事情もあり、ごく普通に見られるわけではない。そこで強制的に学習を設定することにより、顔以外の対象を顔と同じように区別できるようになるか実験が行われた。この学習はどれくらい必要なのか、大学生に被験者になってもらった。

顔のようなさまざまな特徴をもち動物に似せたグリーブルと呼ばれる人工物の物体を用意した（図５―１）。この人工物に名前を付けて被験者に記憶させる学習を数日間実施し、その脳活

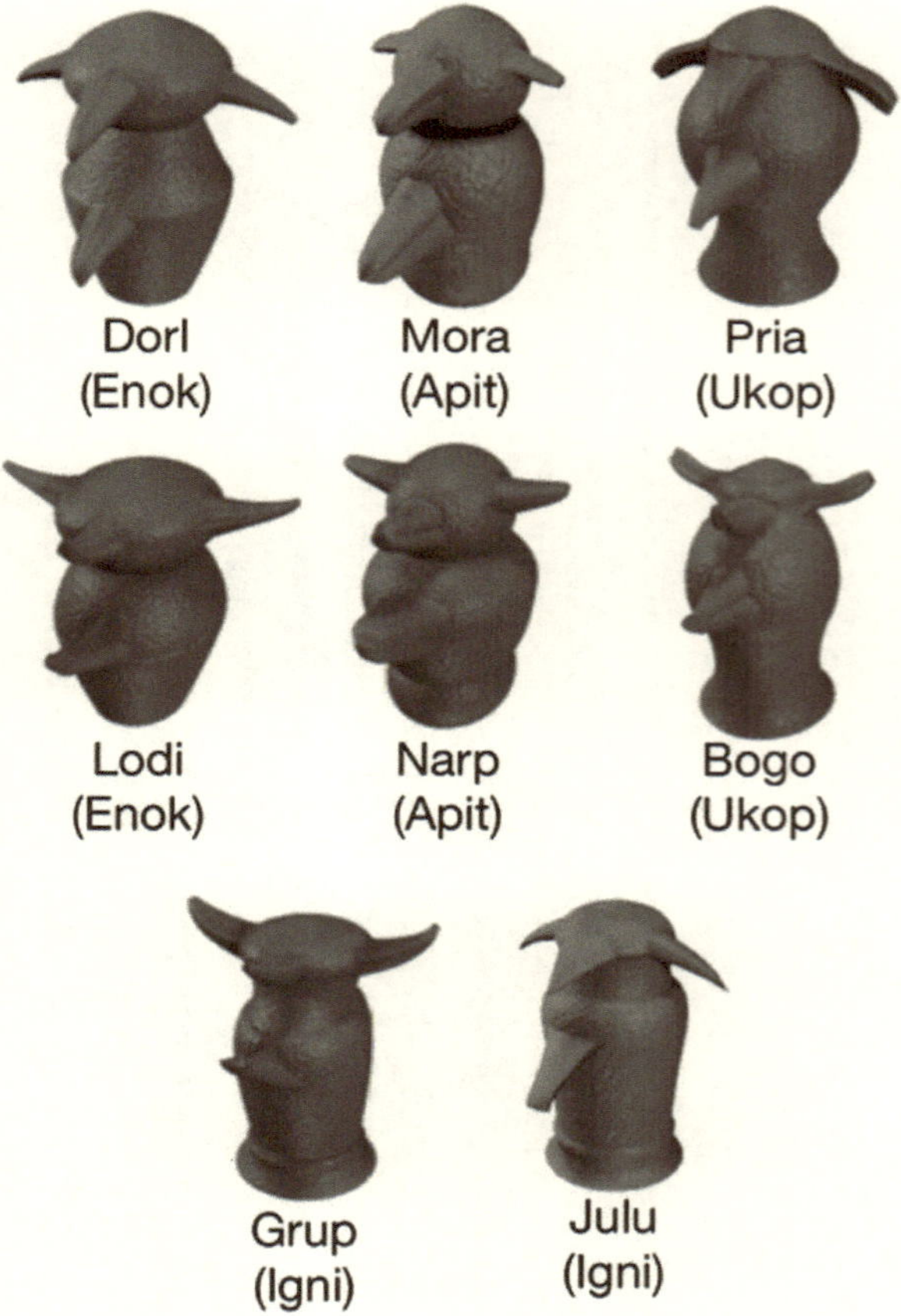

図５－１　グリーブル　人工物のGreeble（グリーブル）たちはファーストネーム（上）と家族単位のファミリーネーム（カッコ内）をもっている。グリーブルには目がないため、自閉症者もそれぞれのグリーブルの名前を学習できるといわれている。

動を検証した。すると予想どおり、顔を検出するときと同じ紡錘状回顔領域の活動が見られたのである。つまり誰でも、ほんの数日の間学習するだけで、顔以外の対象を顔と同じように認識することができるようになるということだ。顔の学習は意外に単純で、誰もが学習をつめばパタン認識にいたることができる。ところが、自閉症や発達障害の人の中には、なぜか顔を見ることが苦手な人がいる。その理由を探るため、顔認識が発達とともにどのように形成されるのか、詳細な研究が行われた。

顔の特殊性は生まれつきか

これまでの話から、顔認識には学習が重要といわれる一方で、生得的な側面も強い。これまで一度も顔を見た経験のない新生児でも、顔の基本である目・鼻・口といった顔の個々のパーツに注目するのではなく、それらの配置によって顔であることを認識していることが示されたのだ（図5—2）。目・鼻・口の位置さえ保たれていれば、新生児はまずは顔に注目するようになる。この配置の法則はトップヘビーと呼ばれ、顔を検出する手がかりとなった。

新生児でも機能しているこのトップヘビーの法則は、大人の認識障害を調べるうえでも重要な手がかりとなる。それはパレイドリア現象とかシュミラクラ現象などと呼ばれ、ネットでも話題となり、本として出版されている。ドアやコンセント、家、木といった、顔とは全く関係のないさまざまなところに顔を見つけ出し、それを楽しむ行動である。これこそがまさしくトップヘビーであり、2つの目と口らしきものが見つかったところに（たとえそれが顔でなくても）顔と認識してしまう。つまり、トップヘビーの法則が大人でも機能している証拠である。

顔を検出することのポイントは、目・鼻・口の認識である。こうした効果をより意識的に目指した研究として、写真を加工して単純に白黒に2値化した画像が作り出された（図5―3）。ムーニーフェイスと呼ばれるこの画像から、顔を容易に見出すことができる。顔は「そこに顔があるはず」という知識として、トップダウンで処理される証拠とされてきた。その後の顔認知の研究から、こうした顔検出は顔の「一次処理」と呼ばれている。

「一次処理」は顔を探し出すだけの処理であり、誰の顔であってもよい。こうした検出は新生児でも可能であるが、新生児は大人のようにしっかりと顔を区別することはできない。髪型が変わると母親の顔ですら、わからなくなってしまう状況は生後4ヵ月くらいまで続く。知って

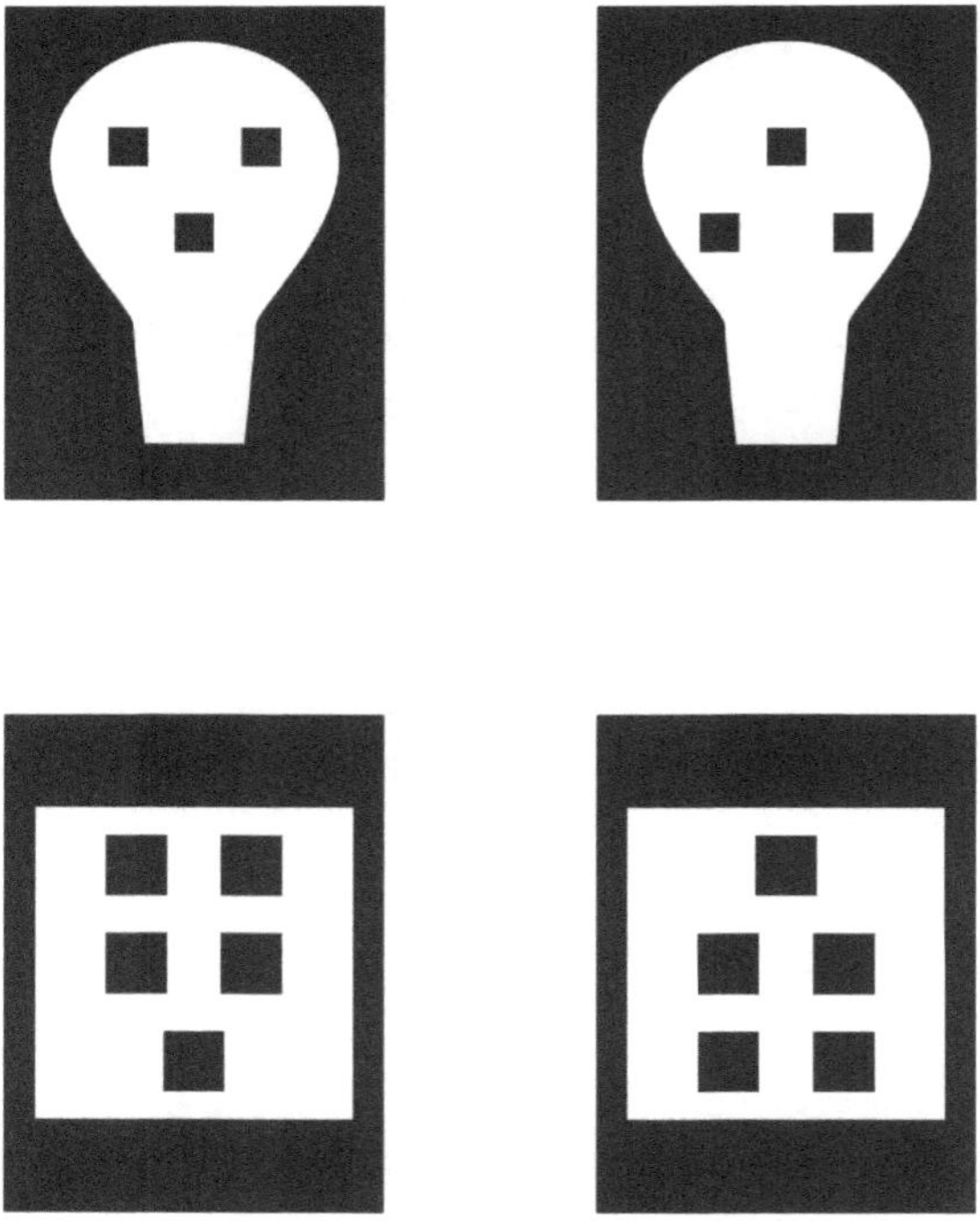

図５－２　新生児が注目する顔図形の特徴　目・鼻・口の配置が保たれている左の方をトップヘビーの法則で顔と認識する。(Macchi Cassia et al. 2004)

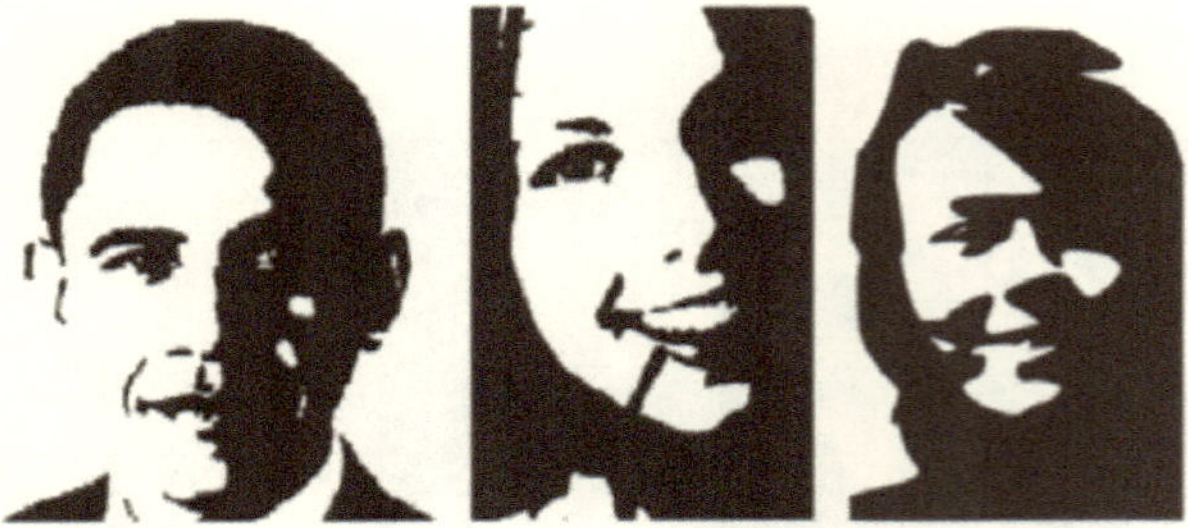

図５－３　ムーニーフェイス　２値化した画像からも顔はわかる

いる顔をしっかりと区別できるようになるのは、先の一次処理から二次処理に進んでからといわれている。

「二次処理」ができるかどうかを調べる実験がある。二次処理はよく知っている顔を見たときに起きるので、誰もが知っている有名人の顔を使って行われる。

写真の顔の上下を切り離して、上下で別の人物の顔とすり替え合成された写真を見て、上半分の顔は誰かを当ててもらう。図５－４にあるように、顔の輪郭でぴったりと合わせた場合と、ずらして顔に見えないようにした場合とで、答えるまでにかかる時間や正答率を比べる。

図５－４（左下）をよく見てみよう。別々の顔をぴったり輪郭にそって合わせると、上の顔とも、下の顔ともちがう、第三の顔ができあがったかのように認識する。顔の上半分が本来だれの顔だったかがわからなくなる。顔を区別するときは、全体の雰囲気で識別して、目や口や鼻といった部分で識別しない、それが二次処理である。二次処理は、この全体処

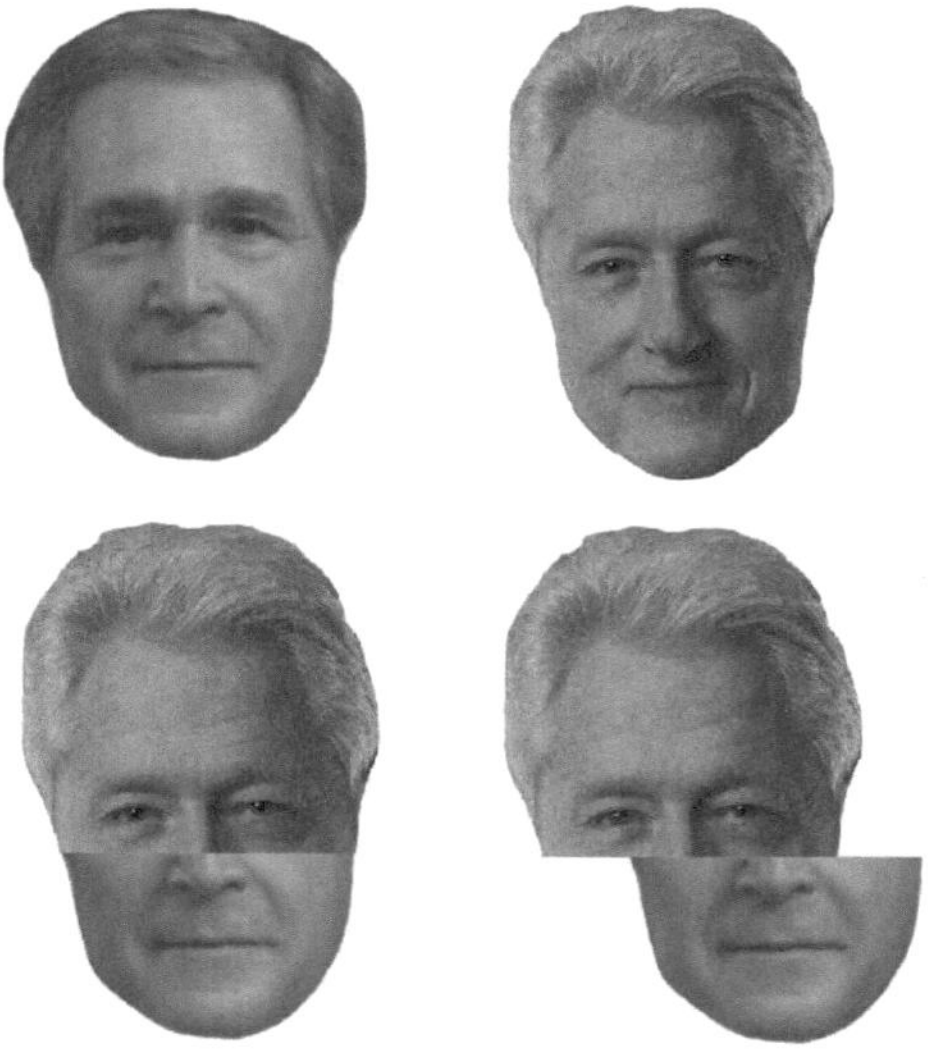

図５－４　上下すり替え顔　左下はだれの顔？
顔を区別するときは顔全体の雰囲気で識別する。

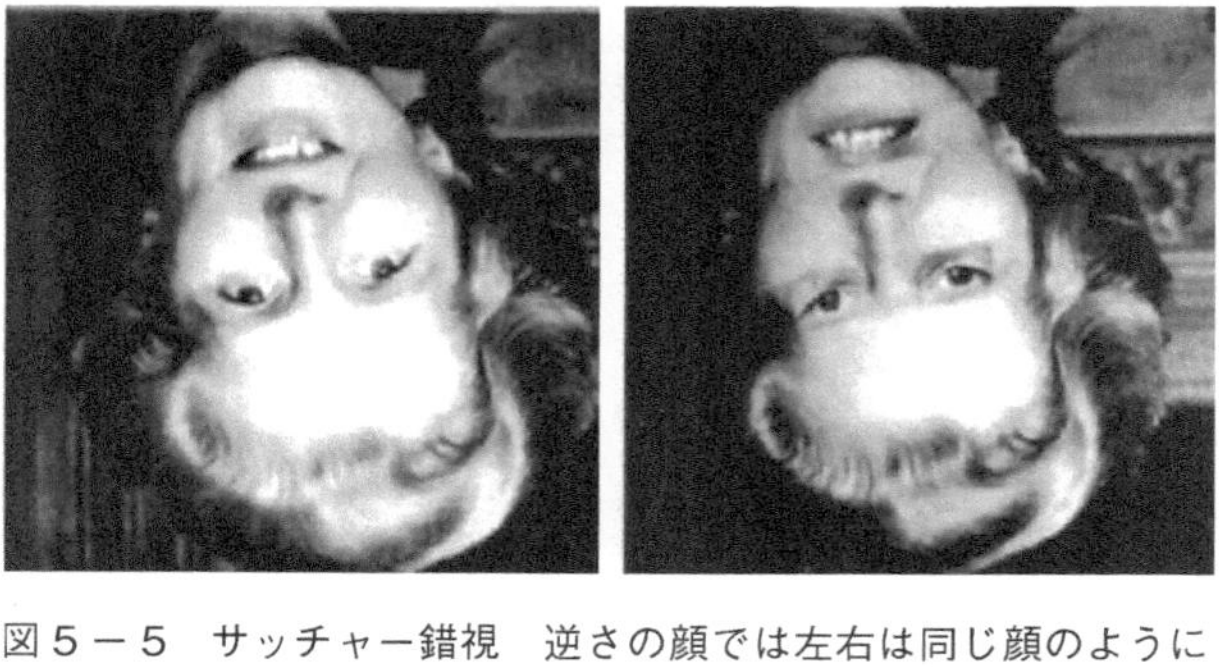

図５－５　サッチャー錯視　逆さの顔では左右は同じ顔のように見えるが、元に戻すと……。

理をベースに行う顔の見方だ。

一次処理は顔を見つけ出すことに常に作動するが、二次処理は親しい顔だけに適用される。二次処理の目的は、それが誰の顔かを認識することにある。見たことがある顔だと二次処理に移行し、目・鼻・口の配置の微妙なちがいから「誰か」を検知するのだ。

顔を逆さにすると区別しにくいのも、全体処理の影響といわれている。サッチャー錯視で見られるように、逆さにすると顔であることはわかっても、全体の違和感やおかしさまで見極めることができない（図5—5）。それを正立にすると、たちどころにそのおかしさがわかる。こうした現象が生じる理屈は、正立の顔をたくさん見て学習して、その結果として二次処理で顔を見る能力が獲得されるためだと考えられる。

初対面の人の場合には、二次処理まで移行しない。たとえば初対面の場合、シャツの色や眼鏡などで人物を記憶する。シャツを替えたら、当人かどうかがわからなかったという実験もある。これが、たとえば配偶者や恋人といった親しい人などに適用されると、ちょっと問題だ。親しい人は、シャツが替わっても眼鏡を外しても、髪型を変えても見まちがえることはない。たとえ長い期間会わなくても、成長したり老けたりしても、その人を認識することができる。親しい人の顔は、より深い二次処理を使ってしっかりと記憶に刻み付けられるのである。

顔認知の歪みは生まれつきか、学習か

顔を見ることの苦手な自閉症者には、顔の倒立効果が起こりにくいといわれている。つまり、正立でも倒立でも同じ認識の仕方をしているようで、顔を区別する精度は変わらないのだ。

発達的に見ると、顔を検出できるのが新生児で、二次処理ができるのはひとみしりが始まる生後8ヵ月前後とされている。一次処理は生まれつき備わっていて、その後の学習から二次処理が完成されるということなのだろう。

先天性の白内障のため生まれつき目の見えない新生児が、生後数ヵ月で手術を受け目が見えるようになった。生まれてから数ヵ月間視覚的な経験が全くなかったにもかかわらず、ムーニーフェイスに顔を発見することができた（トップへビーで顔を見つける法則が適用された）というのだ。ただし、上下に分かれた顔を正しくつなげる問題がうまくできなかった。つまり一次処理はできたが、二次処理まではできないことがわかったのである。

これらのことから、顔を見出す能力は生まれてしばらくは「冬眠状態」のままでいて、視覚を獲得した時点で発動するが、二次処理はある特定の時期の学習が決定的な影響をおよぼすこ

とが示されたことになる。

前述の元白内障者の対極にあるのが、自閉症児である。なぜなら、自閉症になりやすい子どもの特徴は、視力がよすぎることである。先にもあげたように姉や兄が自閉症の子どもは、生後6ヵ月時点のコントラスト視力が高い傾向にあった。このことが結果として、自閉症特有の見方を生み出すのではないかと考えられている。視力がよく生まれた新生児は、視力を支えに細かい部分で顔を見る癖がつき、その結果、顔を全体で見ずに部分に注目する傾向ができあがったと考えられるのだ。二次処理から問題があるという考えだ。

自閉症者は、そもそも顔の見方が異なっていると指摘する研究者も多い。顔を見ているときの視線の行方を計測すると、通常と異なることが複数の実験から明らかになっている。アイカメラを使って自閉症者の視線の行方を調べると、目を見ずに口元ばかり見る傾向がある。もうひとつの例として、会話している二人の姿のシーンを見ているとき、通常は話者に注目するのに対し、自閉症者はこうした注意の向け方をしない。言語獲得前の子どもは、学習したての言葉を聞き取るために相手の口元に注目するのに対して、同年齢の自閉症児はこうした注意を示さず、まだよめない字幕などに視線が向いているというのだ。

そのほか、自閉症の子どもたちにとって顔が苦手という裏づけとして、顔以外の対象であれば問題がないことが複数の研究から知られている。なんと、ポケモンが顔の代わりとなるといのである。また、人の顔のように目がはっきりしていない人工的に作ったぬいぐるみのような物体ならば、顔のように名前を付けて覚えられることも示されている。脳計測を行った研究では、顔を見るときに活動するはずの脳波が、顔ではなくて、顔以外の物体を見たときに観察されることも示されている。

成人の自閉症者の顔認知の成果をまとめた報告が、最近発表されている。大人の自閉症者は、それぞれ自力で問題を克服していることもあり、顔認知の能力は思ったほどは低くないことがわかっているが、それでも横たわる障壁は、顔の記憶にあるようだ。記憶に依存した課題では、成績が悪いという結果が得られている（図５―６）。

これまでの研究を概観すると、自閉症者が顔を見るときの問題点はその見方の特殊性にある。しかし社会性の問題は、社会生活を送る中で常に直面させられ続けるので、それぞれが自分なりに事態に対処し、平均的な顔の見方を学習していく可能性がある。一般的な自閉症のトレーニングでは、眉や口の形の変化に注目させて、表情をよみ取らせる。また、目を隠してから目・鼻・口の位置が細かく調節できるように物差しを仕込んだお面を他人の顔にかぶせて、顔の見方を訓練したという自閉症の人もいる。自分のもつ特有な見方の歪み（ずれ）を、各自の努力で克服している事例である。

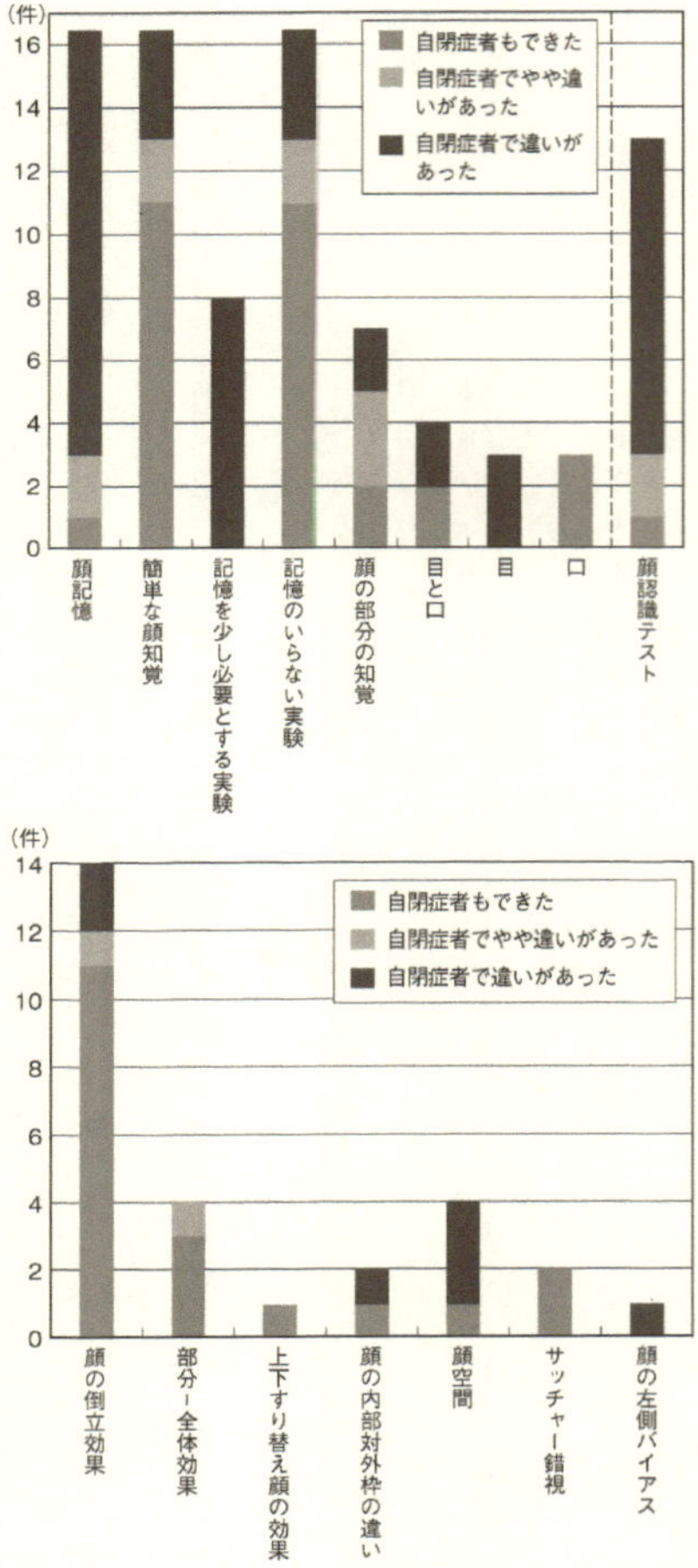

図５－６　自閉症者の顔認知テストの結果　「顔空間」とは、目・鼻・口の位置を変えると別人の顔に見える効果をいう。「顔の左側バイアス」とは、顔は脳の右半球で処理されるため、右半球に入る左視野の側が認識されやすい効果をいう。

コミュニケーションを支える視線

視線を合わせることも、視覚能力のひとつといえる。顔を見ることと同じように、相手の目を見る行動は自然と身につく、生まれついての能力である。

一方で、発達初期に視力がよすぎることが、自閉症を引き起こすはじまりともいえる。自閉症者は乳児期に視力がよく、コントラストの感度も強く表れる。そのため、はっきりしない明暗にも強く反応してしまう。顔の中でもコントラストが強いのは、白黒の目である。自閉症者は、この白黒のコントラストを、通常よりも強く感じている可能性がある。そのために、コントラストのはっきりした「目」に注目できないと考えられるのだ。

先のアイカメラの実験にあったように、自閉症者が相手の口ばかり見て目を見ないことには、この視力のよさが原因にある。一方で、いったん目に注目してしまうと、そこから視線をそらすことができなくなる自閉症児もいる。コントラストをより強く感じるということは、より強い刺激が入ってくるため、長く見続けることができない一方で、いったんそこに興味が移るとあきれるほど見続けてしまう。

そもそも目は、顔の中でもいちばん目立つ存在で、赤ちゃんがまず注目するところだ。白目と黒目のコントラストがはっきりしており、視力が発達していない赤ちゃんでも気づきやすいのである。身近な動物の目を観察すると、犬も猫もサルも丸い目をしていて、しかも白目がほとんどない。横長の楕円《だえん》の目に小さな黒目というのは、人間特有で、視線がどこに向いているかがわかりやすいのが特徴だ。このため、人は「視線の行方」が気になるようになったといえる。

このような視線を出発点としたコミュニケーションスキル、つまり視線への気づきは成長とともに発達していく。新生児では、開いた目と閉じた目を区別して、開いた目の顔を注目する。目の存在への気づきは新生児でもあるが、視線の方向の把握はまだできない。生後4ヵ月になると、「こちらを向いている目」と「そっぽを向いた目」を区別し、こちらを向いた目の顔に注目する。視線の方向を区別するようになるのである。

実際のコミュニケーションにおいては、視線が合わない目と視線が合っている目は、単なる視線方向のちがいだけではない、もっと深い意味をもつ。視線の合わない顔は無視され、視線の合った顔だけが、記憶される。生後4ヵ月から生後7ヵ月の赤ちゃんは、視線の合った顔はきちんと記憶し学習するが、視線がそれた顔は記憶されにくいことが、実験から明らかになっている。もちろん、大人にも同じような傾向がある。

しっかりこっちを向いている顔は、社会的にも意味のある対象であると判断し、こうした顔を選択的に記憶し、そうでもない顔は無視するという選択をしているのかもしれない。

目と目を合わせるコミュニケーションでは、母子がともに成長することがわかっている。赤ちゃんが母親の目を見る時間、母親が赤ちゃんの目を見る時間、それぞれを生まれた直後から計測すると、双方の時間がともに月を経るごとに増加していった。さらに詳細に分析すると、親と子が互いに刺激しあいながら成長していく様子がわかったのだ。

新生児期のとき目が開いた顔を好んでいたのが、生後４ヵ月になると視線が合った顔を好むようになり、視線の角度を、より敏感に感じ取れるようになる。一方の母親の側も、赤ちゃんの目を追うスキルがアップした。最初から親と赤ちゃんの息が合うわけではなく、互いの行動をすり合わせながら次第に息が合うようになっていくのだ。

自分の方をぼんやりと見ていた赤ちゃんが、やがて自分の目をしっかり見てくれるようになる。そんな赤ちゃんの行動変化が、子育ての報酬となって、子育てのスキルアップを促進しているのかもしれない。

親の精神状態がよくないと、この報酬は正しく作用しない。一般にも知られているように、うつ状態では周囲からの励ましや報酬がうまく届かずに苦労する。「産後うつ」という言葉にあるように、産後のホルモンバランスの変化でうつになることがあり、また子育てに疲れはつきものだ。そんな中で周囲の協力が得られずに孤立した状態のまま子育てをしていると、母親の状態は悪くなり、報酬をうまく受け取ることができなくなる。母親の子育てスキルの遅れは、子どもの発達の遅れに連鎖する。子どもの発達上の問題には、親からの影響も大きいのだ。そういう意味では、育てられる赤ちゃんを意識した環境を設定することこそが、大切なのかもしれない。

ここで視線を見ることとの自閉症児のモデルを説明しておこう。自閉症者の他者とのコミュニケーション能力の低さを、視線の検出（ＥＤＤ）に依拠したモデルである。バロン＝コーエンのモデルによると、視線の検出（ＥＤＤ）は、相手の意図を検出すること（ＩＤ）とともに、ヒトが生まれつきもつ機能だとされる。以降に詳しく説明するが、視線の検出には、目や目に似た刺激の存在を検出すること、視線の行く先を計算すること、視線が具体的にどの対象に向いているかを推論すること、に分けられ、順次発達するのである。このモデルによれば、視線方向に対する感度が弱いことが自閉症者の特徴であり、それが結果として、他者の意図を理解し難い特性につながることになる。

視線からコミュニケーションへ

視線から、コミュニケーションへの発達を見ていこう。発達障害者が苦手とする、コミュニケーションや言語獲得の根幹が、視線の検出にある。

視線は、目という自分自身の器官を通じ、外界に自分の視点を広げる窓のようなものだ。母親との視線の共有によって、自分だけの主観的な世界から脱却し、他者と共有した世界に気づくことにつながる。

親と子が見つめ合えるようになった後、生後６ヵ月頃になると、視線追従が生じるようになる。興味の対象は、相手の目から視線の先へと移っていく。それはコミュニケーションの発達からいうと劇的な変化である。やがて生後９ヵ月頃になると、親と子とで互いにひとつのものを見つめ合う「共同注意」、他者との世界の共有が始まる。

共同注意は、相手が見ている、あるいは指差しているものに誘導される「追従的共同注意」と、自分が主導で、相手の注意を向けさせる「誘導的共同注意」に分かれる。発達的には、追従的共同注意の方が誘導的共同注意より早く獲得される。さらに空間のどこまで注意を向けることができるかについても、発達の段階がある。目の前の大人の左右の視線方向に気づくのが生後6ヵ月頃で、相手の視線から自分の背後以外の位置を正しく特定して注意を向けることができるのが生後12ヵ月、自分の背後にも注意が向けられるようになるのが生後18ヵ月だといわれている。発達的に徐々に視野を広げられるようになっていくのである。

やがて興味の対象は、「視線の先」から「指の先」へと移行するようになる。後から発達する誘導的共同注意は、指差しの前兆ともいわれる。母親の指先に注目することから始まり、やがて自分から指差しができるようになる。

共同注意の生起率は、指差しや言語産出に相関がある。共同注意をしている時間の長い子どもほど、言語理解と産出が優れており、子どもが注意を向けている対象に母親が追随する傾向が高い子どもも、言語理解や産出の能力が高い傾向にある。さまざまな能力を調べた縦断研究からも、共同注意のスキルは、初診時の言語発達レベルやIQよりも、その後の言語発達を予測する力があるようなのだ。自発的な共同注意が、1年後の言語発達を予測しうることもわかっている。

こうした言語発達を予測する共同注意は、自閉症児では観察されない。目に注目する効果が、自閉症児ではほとんど見られないのだ。同じように方向を意味する「視線」と「矢印」で、注意の向き方の効果にちがいがあるか調べられた。通常、矢印よりも視線という人間の行為の方がその効果が大きいのに対して、自閉症者ではこうした手がかりによるちがいはなく、視線も矢印も同じ程度であることがわかったのである。

共同注意から指差し、言語発達への変遷は、生後10ヵ月頃から見られる。生後10ヵ月になると、それまで新しい対象を無条件で選好していたのが、指差しによって、より興味が増すようになる。実際に子どもの注視時間は指差しにより増加する。自分だけの単純な興味から、他者の指示による興味の選択ができるようになるのだ。子どもが指差した対象に、親はより強く反応し、その対象物について語るようになるということからも、指差しという行為が言語獲得に結びつくことが予想される。

いっぽう自閉症児は、指差しの出現時期が遅く、親の指差しへの注意も少ないという。指差しは、欲しいものを指差す「要求の指差し」、「共感の指差し」、自分が関心をもった対象を指差す「叙述の指差し」、もらったものを示す「ショウイング」があるが、自閉症児は要求の指差しだけしか行わず、叙述の指差しやショウイングをほとんど示さない。

生後18～20ヵ月になると、健常な子どもなら共同注意と言語が関連していることに気づくようになり頻繁に指差しをするようになるが、18ヵ月になっても共同注意が見られないことが自閉症の診断の指標のひとつになっているのだ。

視線から言語へどのようにつながるのか、より詳しく調べた実験がある。架空の対象を２つ並べて子どもに見せて、「どっちが○○かな?」と架空の単語で語りかける。その後、2つの対象の真ん中に人の画像が現れて、一方の対象に目を向ける。すると健常児の70パーセントが、視線の先にある方を○○だと答えた。これは「話者視線方略」と呼ばれ、話題にある対象を探索するために話し手の視線を利用する行動であるのと同時に、言語獲得をするヒト特有の行動だと霊長類学者のトマセロはいう。一方で、自閉症児は5パーセントしかこの答えを採用せず、自分があらかじめ決めた対象が○○だと主張するのだという。よりわかりやすく、実際の人間を立たせて視線を向けたとしても、自閉症児は29・4パーセントしか「話者視線方略」を取らなかったのである。

ひとつひとつの物体を互いに確認しあい、「これがワンワン」「これがマンマ」と親から子へ言葉を伝達する、それが私たち人類の共通のシンボルである「言葉」の獲得のための基本である。言葉を含めたコミュニケーション能力の獲得には、まずは視線と目が大切な役割を果たしているのである。自閉症児にとって人と視線を合わせられないことが、言葉を獲得する上で大きなハンデとなっているのである。

顔を見ながら言葉を学習する

再三述べてきたように、顔を見ることはコミュニケーションの基本であり、言葉の獲得にも、重要な役割を果たしていることがわかった。

英語圏の赤ちゃんが中国語を学習する際、ビデオ教材だけで教える場合と遊びながら教える場合とで、学習の成果を比較したところ、一緒に遊んだ場合の方が成績が良いことがわかった。あわせて何に注目したら学習の精度は高まるのかを調べるため、赤ちゃんの視線の動きを観察すると、話し手自身と話し手が見せたものに注目するほど、中国語の子音の区別がうまくできるようになったという。

外国語を習得するためには、特に的確な場面に注目することが大切なようである。実際の経験でも、新たな言葉を習得しようとするときは、慣れた母国語を話すのに比べ、相手の口元に注目していないだろうか。習いはじめの段階では、口元を見ることで、どうにか聞き取りができるようになる。どんなふうに発音しているかを、口元で確かめているのである。

一方、自閉症者はこうした相手の顔に目を向けることが苦手なため、言語獲得がなかなか進まないようなのだ。実際、言葉を獲得しはじめた子どもは、テレビの番組を観ているとき口元に注目する。一方で言葉の遅れが目立つ自閉症の子どもは、口元に注意を払うことはない。言葉を獲得できるかどうかは、注意の向け方によって決まるのかもしれない。

外国語の学習の中に、子ども時代の言語獲得を見ることができる。外国語の洪水の中に飛び込んで、話をする相手の顔を注意深く眺めて必死に口元を見て、懸命に聞き取る。単なる単語の習得ではなくて、実際に対面するコミュニケーションの中で、話し方やふるまいを含めての習得が必要といえよう。

言葉の聞き取りには、顔は切り離せない。その証拠に、口の開き方次第で、音がちがって聞こえるマガーク効果という錯視現象がある。「ガ」の音と合わせて「バ」と喋っている口元の映像を見せると、「ガ」でも「バ」でもなく、「ダ」というまったく新しい音に聞こえる。日本人は、この錯覚の感じ方が少々弱いことも知られているが、自閉症者はこの効果がさらに弱い。視覚と聴覚のそれぞれの感度は問題ないが、視覚の影響が弱いという結果だ。統合の問題でも話したが、顔か声、いずれかのメッセージだけに依存して、結果として空気をよめていないということがあるだけでなく、言葉を聞き取る上でも顔は欠かせない関係にあるのだ。

言葉の学習は顔の認知とリンクする

自閉症と診断されるか否かの壁は言葉の獲得がひとつの基準となる。しかもその原因は、注意の向け方にあった。さらにさかのぼれば、赤ちゃん自身の志向と親の働きかけ方にあった。

赤ちゃんに向けた話し方は「対乳児音声」と呼ばれ、高い声で、ゆっくりとそれぞれの音を強調して、こちらに注意を向けさせることにある。音を強調するため、「マンマ」とか「クック」といった赤ちゃん言葉「育児語（Infant-Directed Speech）」を使用することもある。赤ちゃん言葉は、ピッチが高く、テンポが遅い。また、発話が短く、変化に富み、ひとつひとつにはっきりした切れ目があって、発話と発話のポーズが長いことが特徴だ。特に「言葉の切れ目」は、単語に気づきやすくさせる効果がある。

赤ちゃんに喋りかけるときに、早口で話すような人は少ないだろう。反対に、だらだらとした話し方では、一語一語の単語が聞き取りにくい。赤ちゃんに話しかけているときには、無意識のうちにそれぞれの音を文節化し、言葉を聞き取りやすくしている。

赤ちゃんは生まれつき対乳児音声への志向性をもち、赤ちゃん言葉を話す人に注目する。生後半年をすぎると、言葉のリズムパタンに耳を傾けるようになる。

　こうした赤ちゃん言葉が幼稚だと禁止する子育てアドバイザーがいるが、赤ちゃん言葉こそ、言葉の獲得にとって重要なのだ。

　ところで生まれたばかりの赤ちゃんは、世界中のあらゆる言語を聞き取る能力をもっているといわれている。胎児のころから音声言語を耳にしているからだろう。胎盤を通じて体内に届くのは、言葉の流れの音響構造である言葉のリズムとプロソディ（韻律）だ。このリズム構造によって、新生児は言語を区別していると考えられている。

　ところがこうした言葉の学習能力は、生後1年近くになると、母国語に対して突出してくる。時期を同じくして、顔を認識する能力も高まってくる。言語の学習でいえば、英語圏の赤ちゃんは生後半年頃まではヒンディー語の音を聞き分けることができるが、生後1年になると、周囲の大人と同じように区別できなくなることが、実験によって示されている。顔認識でいえば、生後半年まではサルの顔もヒトの顔も同じように分けへだてなく区別することができるのに、生後9ヵ月頃を過ぎると、サルの個々の顔が区別できなくなり、ヒトの顔だけを区別するようになる。言葉と顔の認識能力の発達は共存しているようなのだ。

　このように、小さい頃の文化を越えたオールマイティな能力は、言葉と顔に共通して現れる。生まれてわずかの間、あらゆる国のあらゆる言葉や顔を見分けたり、聞き分けたりすることができるのは、生まれながらにもった能力であり、生物学的に重要なことだ。言葉も顔も、生後1年という短い期間の前後で、学習の効果が表れるのである。

生まれたときの聞き取り能力は、もちろん万能ではない。その処理能力は、広くて浅い。音の物理的変化を忠実に聞き取っていたところから、やがて母国語で決められた単位、日本語だったら「あ・い・う・え・お」に沿って音を区切って聞き分けられるようになる。言葉の獲得の基本は、間違いなくしっかりと自身の使う言葉を聞き分けることである。やがて母国語の聞き取りの感受性は高くなり、それは結果として、使う必要のない母国語以外の聞き取りを捨てることにもつながる。

外国語の能力を捨て去らなければ、母国語の学習に問題が生じる可能性もある。生後半年をわずかに過ぎた生後7ヵ月の時点で、外国語能力を失った子とそうでない子を振り分け、その後の言語能力の発達が調べられている。言語表出や語彙能力、文の複雑さを比べたところ、外国語能力を失わなかった子は、母国語の語彙能力に若干の遅れが見られた。しかも外国語能力をより多く失っているほど、2歳の時点での母国語の能力は高くなり、複雑な文を話せるようになるというのだ。

聞き取りが強い自閉症児は、この切り替えがうまくいかずに、生まれたときの能力のままでいる可能性があるかもしれない。

発達障害者の中には、言葉も音楽も耳にしたことをそのまま喋ることができる特技をもつ人がいる。しかし、健常者の発達をたどると、言葉は音だけではないことがわかる。ただ聞き流しておけば学習できるというものではないからだ。人と人との会話の中で、言葉に注目することが大切なようなのだ。

顔と言葉の認知は連動して発達していると述べた。これまで言葉と顔の認知といえば、脳の全く異なる場所で処理されていることから、能力としては全く異なるものとして研究され続けてきた。言葉の学習は会話を聞けばよいだけ、顔の学習も顔写真を見ればよいだけということだった。ところが現実の学習はそうではないようなのだ。

これまでの話をまとめると、発達障害の問題の基本は、コミュニケーション能力にあった。皆が話題にしていることに的確に注意を向け、視線を合わせ、言葉を発すること、それが試金石となる。そして、このいずれにも強い影響を与えるのが、顔である。顔のもつ視線に注目し、皆がなにに注目しているかを理解する。相手の口元から発せられる言語（音）に注目して、言語を獲得する。そんな大切な役回りを担うのが、顔であった。

この章では顔から言語という方向性の話をしてきたが、最後の章では顔を出発点として、社会性の能力を支える社会脳から発達障害の問題を考えることにする。

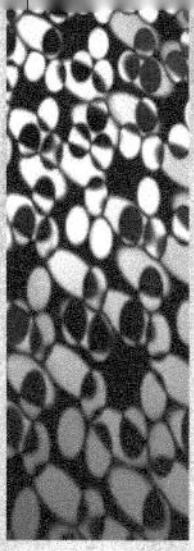

第6章

社会脳と社会性の認知

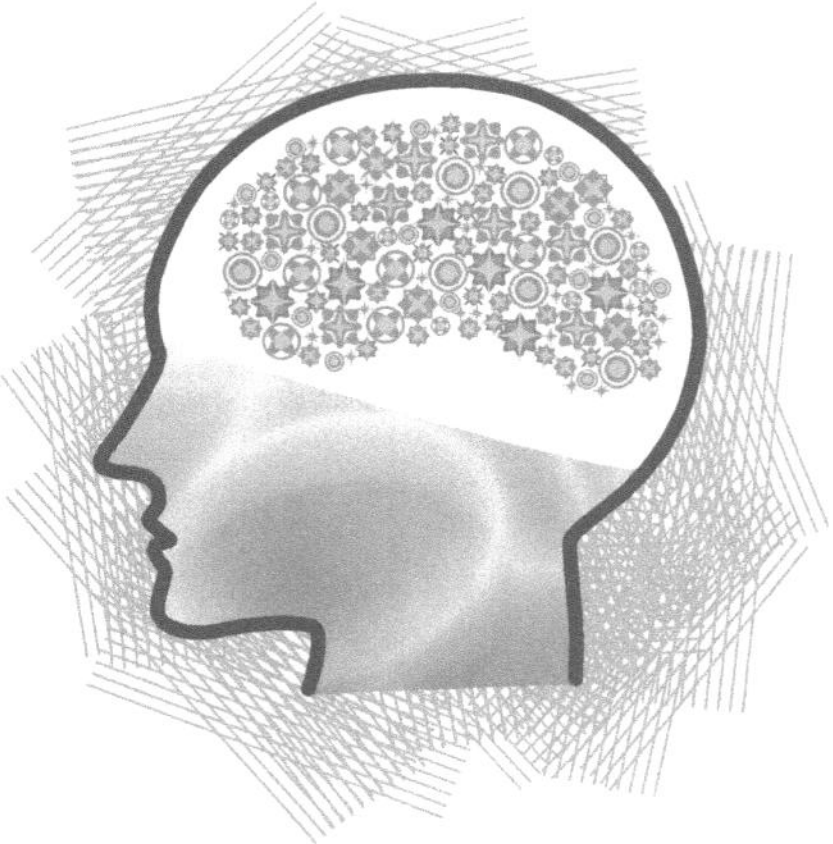

これまで視覚の問題から発達障害を論じてきた。それは背側経路と腹側経路の形成過程に起因する問題であった。最後にこの説と対立する諸説と、その前提となる社会性の認知の問題についてまとめておこう。

発達障害の大きな特徴に、社会性の弱さがある。この社会性というのが、やっかいな概念だ。知的能力と比べると、問題が曖昧だ。そのため、本人や周囲が問題を認識して対処することができず、結果としてさまざまな失敗を繰り返すことになってしまう。

そもそも社会性とひと言でいうが、その性質は単純ではない。

社会性の弱さの問題は、多かれ少なかれ、誰もが抱えていることだろう。学校や会社といった社会集団の中でうまく立ちふるまえないからといって、「社会性がない」と即断し難いところもある。ある意味、複雑に絡み合った社会で生き抜く能力については、誰もが得意不得意を抱えている。それぞれのやり方で社会に接し、社会はそれで維持されているからだ。

背側経路と腹側経路の分業のように、社会性も複数のメカニズムに分かれ、それぞれ異なる脳の領域が担当する分業体制になっている。まずは複数に分かれた社会性のメカニズムについて、解説していく。

腹側経路の終点の顔認知

まずは前章の続き、顔を見ることの脳の仕組みについて解説しよう。相手の顔を見られるかどうかは社会性の能力を決めるひとつの尺度であるが、それを実現するための機能は、脳の複数の領域に分かれている。

ひとつめは、複雑で曖昧な物体を認識する腹側経路の終点、頭の横（側頭）にあたる領域だ。顔は特別だ。形を認識することとほとんど同じだろうと思われるかもしれないが、独立している。その証拠に、目の前にいる相手の顔はわかるのに、手にもっているものが何かわからないという、健常者には信じられない症状が見つかっている。物の形を認識できない物体失認患者でも、脳の処理からすると人の顔ならわかる場合がある。図6—1のような物でできた顔のだまし絵を見せると、顔は見えても、顔を構成する野菜を認識することができない。トランプを見せると、それがトランプであることは認識できなくても、そこに描かれたキングやクィーンの顔はわかるという。

一方で顔を処理する脳の領域だけに障害を受けると、顔以外の物体は問題なく認識すること

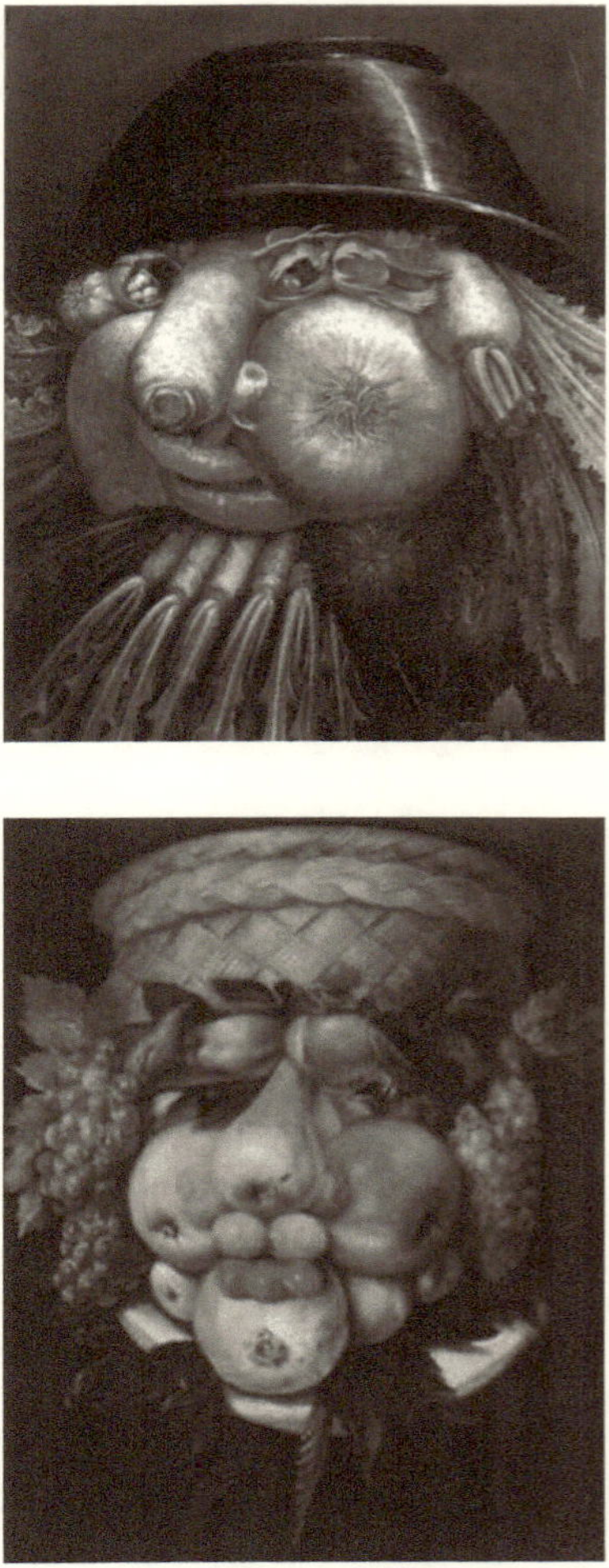

図6－1　アルチンボルドのだまし絵

ができるが、人の顔を区別できない。風船が並んだように、みな同じように見えてしまう、相貌失認となる。

先に述べたように、顔はパタンとして認識される。それぞれの顔が共有する目・鼻・口の配置のわずかな差から顔のちがいを認識し、それぞれの顔を区別し記憶する。このパタン認知ができないために顔認知が苦手となることもあり、とりわけ腹側経路の発達が早すぎた自閉症児に多く見られる。幼いころ視力が極端によいため部分に着目してしまい、全体をパタンとして認識することができなくなるのであろう。

さらに顔認知の仕方を調べる、こんな認知テストがある。

小さなアルファベットで大きなアルファベットを作り上げることにより、2種類によみ取れる図を見せ、何の字に見えるかを聞くネイボン課題である(図6―2)。「文字を答えてください」と聞かれて、大きな文字を構成する小さな文字を答えるか、小さな文字でできた大きな文字を答えるかで、その人の見方が部分を重視しているか、あるいは全体を重視しているかがわかるという仕組みだ。

このような図を見せられると、健常者は通常大きな文字の方を答える。全体を概観した後、改めて眺めなおしてようやく小さな文字に気づくこともある。一方自閉症者は、部分にこだわりまっさきに小さな文字の方を答える。顔認知能力を調べるテストにもこの課題が取り入れら

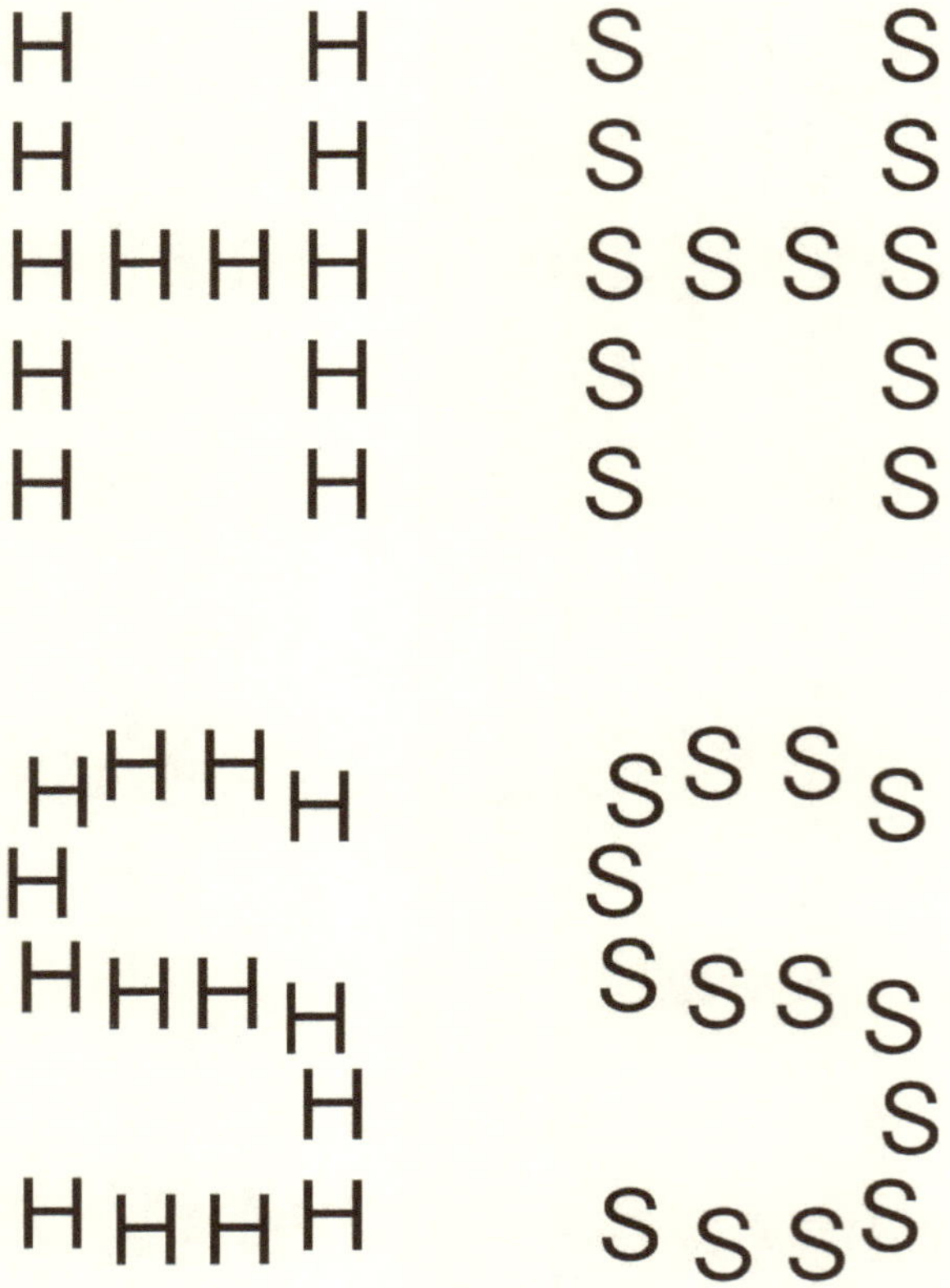

図6－2　ネイボン課題の図　全体でとらえると上は「H」で下は「S」に、部分でとらえると左は「H」で右は「S」と判断する。

れている。

背側経路に問題のあるウィリアムズ症候群は、「森」という漢字を書こうとしても「木」をどう配置したらいいのかわからなくなり、木の配置がめちゃくちゃになる。それぞれの部分の構成を把握することができないという点では、ネイボン課題でつまずく自閉症と、認知的な問題では共通している。しかし社会性の問題は一筋縄ではいかない。ウィリアムズ症候群では社会性には問題はなく、むしろ、社会性・社交性に異常なほど富んでいるともいわれている。これらの結果から、社会性には脳の複数の部位が関与していることがわかる。

顔認知にかかわる脳の分担作業

ここで社会性にかかわる脳の部位について解説しておこう。まずは顔認知から、その複雑な分業について見てみることにしよう。

相手の顔認知処理は、紡錘状回顔領域（ＦＦＡ：Fusiform Face Area）、上側頭溝（ＳＴＳ：Superior Temporal Sulcus）、扁桃体（Amygdala）がかかわっている（図６―３）。紡錘状回顔領域は顔から人物を特定するときに、上側頭溝は、その人の視線や表情をよみ取るときに活動し、情動価の強い恐怖表情に反応するのは扁桃体といわれている。

これだけ複数の脳の部位を使っているだけでなく、顔の記憶には、さらに周辺の脳も巻き込んでいる。もっとも記憶に残りやすい顔は、魅力的な顔と信頼感のない顔といわれるが、それぞれ脳の異なる部位がかかわっている。魅力的な顔や好意的な笑顔の人の顔を優先的に覚えることは、重要だ。自分に危害を加えない、安全な対象となるからだ。こうした顔を記憶するときには、前頭葉にある眼窩前頭皮質と記憶にかかわる海馬が働く。眼窩前頭皮質は、特に金銭的な報酬にかかわるときに活動する部位である。（図６―４（上））

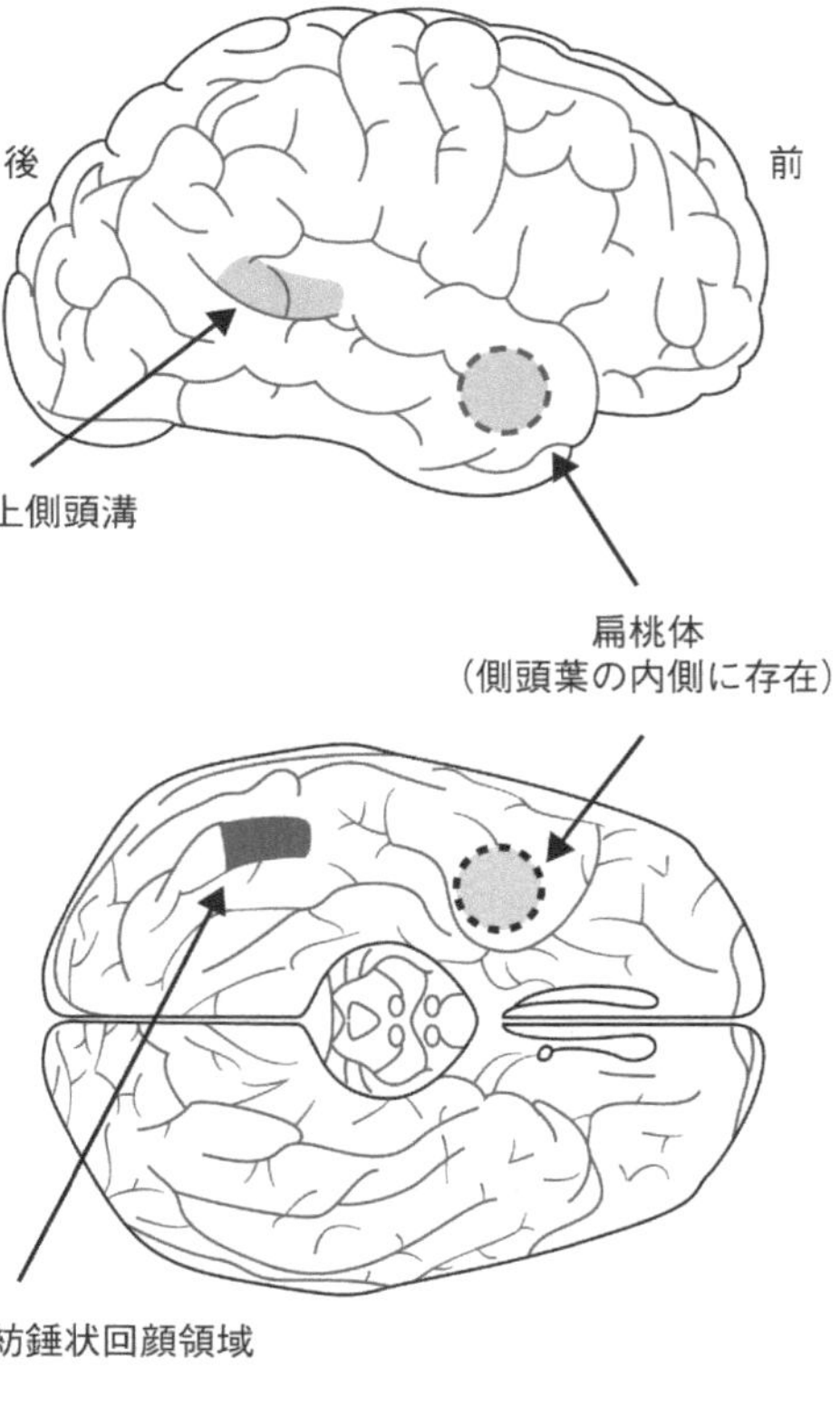

図６－３　顔を見るときの活動部位
上は大脳半球（右側）を外側から見た図、
下は大脳半球を下側から見た図。

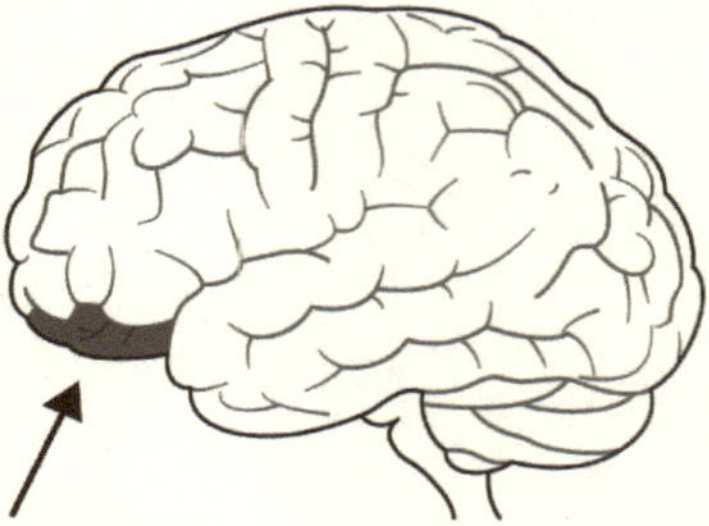

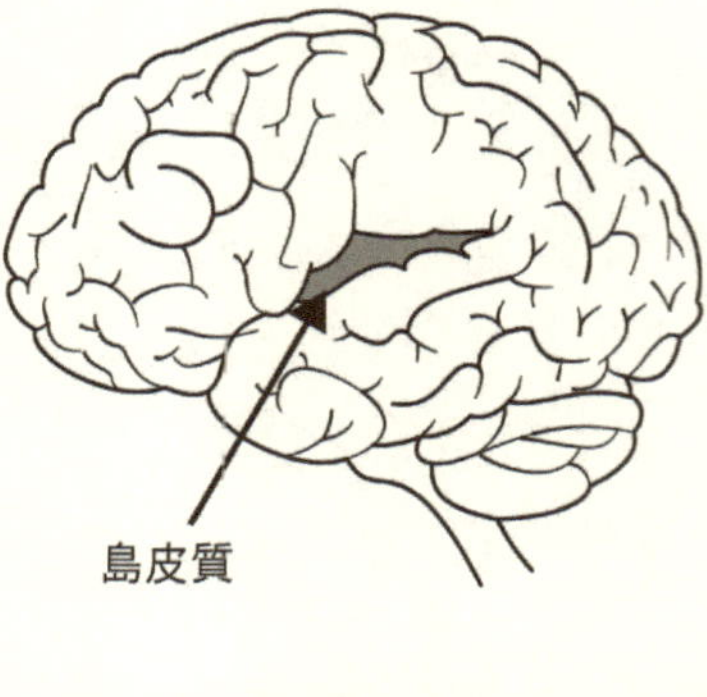

図６－４　笑顔・魅力的な顔の記憶（上）と、信頼感のない危険な顔の記憶（下）にかかわる脳の部位。

一方、信頼感のない人物、危険な人物を記憶することも、生き抜く上では重要なことだ。なんとなく不審な行動を取るような人、貸したお金を返してくれない人、こうした人物はしっかりと記憶し、後々被害をこうむらないようにしなくてはならない。こうした顔の記憶には、島皮質から記憶にかかわる海馬との相互作用がかかわる（図6―4（下））。島皮質とは、顔や人物のネガティブな情報の処理や、社会的・精神的に傷つく感情の処理、そして罰の処理に関与している。

扁桃体に問題があるとされるのは、先に説明したウィリアムズ症候群である。非常に社交的で、普通は戸惑う初対面の人でも誰かれなく話しかけるのは、恐怖心にかかわる扁桃体の活動が弱く、怖いという感情が起きにくいからだといわれている。見知らぬ人に近づく傾向が強く、他人を過度に信頼し、社会的な刺激を好む傾向があることが、実験から明らかになっていて、人に対する扁桃体の活性も低いことがわかっている。彼らの扁桃体は平均よりも大きく、その大きさと親密性に相関があるという実験結果もある。

社会脳の複雑さを示す証拠として、このウィリアムズ症候群は、扁桃体の活動が弱い一方で、共感性が人一倍強いことがわかっている。

ウィリアムズ症候群の人たちが見せる、他人への共感の強さは尋常ではない。初対面の大人との一対一の面接中に、目の前の大人が突然身体に痛みをうったえたとしよう。普通の子どもたちはどう対処すべきか困惑するのに対して、ウィリアムズ症候群の幼児のほとんどは、大人の傍らに駆け寄っていく。他人の痛みを、まるで自分の痛みのように感じ取ることができるのだ。

このように、顔認知にかかわる脳は分業されていて、またその周辺に共感性といった社会性の別の能力があることがわかる。社会性は、こうした多様な下位能力から成り立っているのだ。顔を見ることからはじまって、共感できること、怖いという感情をもっていること、他人の心の動きを理解できること、模倣できること……。これらの能力は、活動する脳の部位もそれぞれ異なっている。社会性が弱いという場合は、こうした活動のいずれかひとつに問題があることが多く、すべてを失うことはむしろ稀であると思われる。つまり、社会性が弱いとひと言でいっても、人それぞれで弱点が異なるわけである。もちろん、すべての能力を備えている人（ここでは健常者）でも、それぞれの得意不得意があるわけで、それが個性につながっているともいえる。社会性の概念の難しさは、ここにある。分業されたそれぞれの能力を、整理して考える必要があるのだ。

社会脳の仕組み

最新の研究から、社会性にかかわる脳の部位には扁桃体ネットワーク、メンタライジングネットワーク（心の理論のように、相手の状況を頭で推測して理解する能力）、共感ネットワーク、ミラーニューロンシステムネットワークという4つのネットワークから構成されていることがわかってきた（図6―5）。

扁桃体ネットワークは、先のウィリアムズ症候群で紹介したように、回避すべき恐怖の情動や顔認知に関係している。共感ネットワークと、他者の心の働きを推定するメンタライジングネットワークは似たような働きにみえるが、その経路のちがいから別々に機能しているようだ。実際にこの2つの能力の乖離は、さまざまな状況で確認することができる。

先のウィリアムズ症候群は共感性の働きが高かったが、メンタライジングはそれほど高くない。もし他者の心を非常に高い精度で推定できたとしたら、相手がうんざりするくらい話しかけたりはしないだろう。自閉症児は、メンタライジングが苦手だという説がある。たとえば、チャリティで寄付をするような利他的な行動をとるときに、人から見られていて気恥ずかしいから

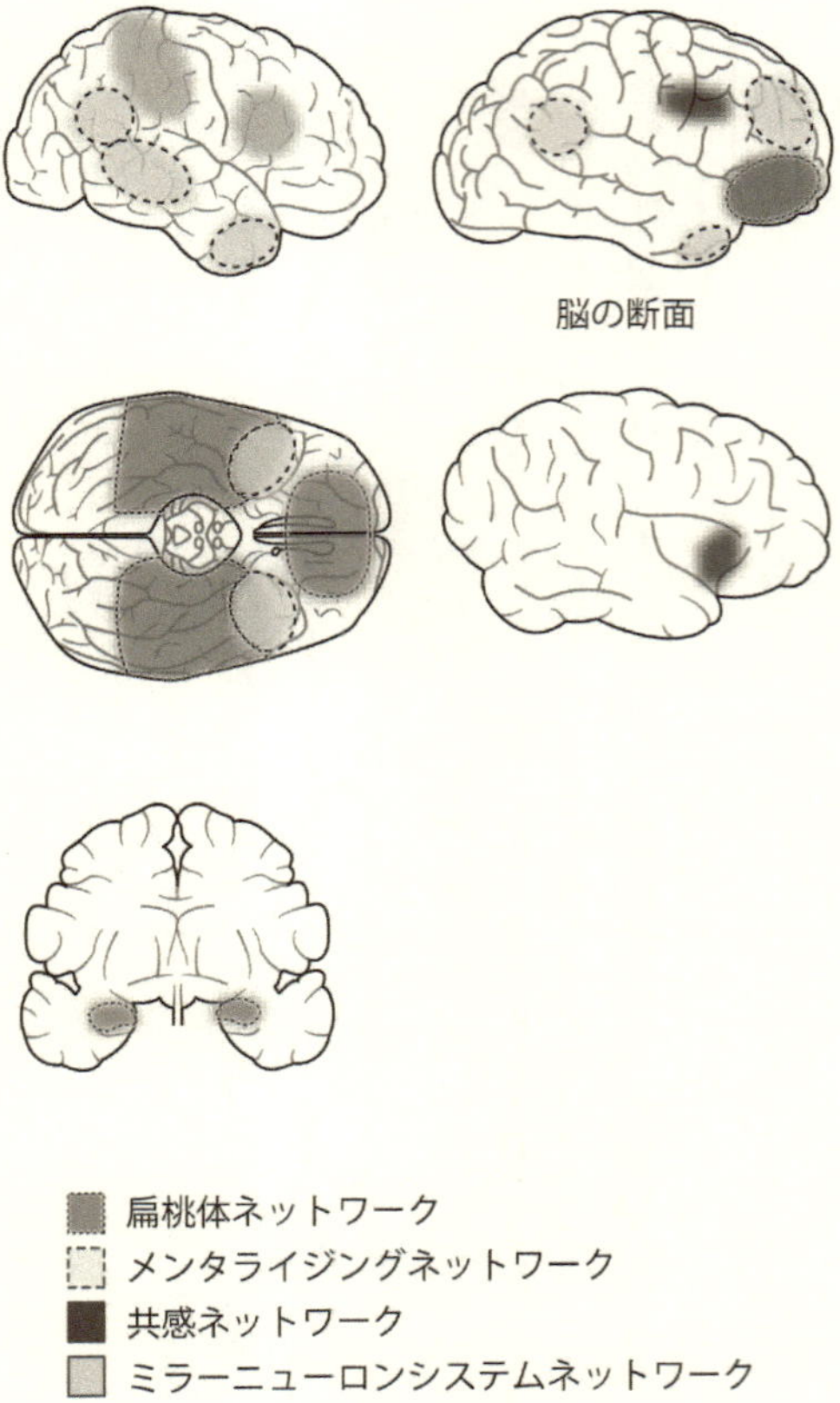

図６－５　社会脳
（*Trends in Cognitive Science*, 2012 Vol.16, No.11）

といって行動を変えることはない。また、意図した悪を意図しない悪よりも悪いことだと判断することはなく、あくまでも、結果で評価する傾向にあったという。

ミラーニューロンシステムネットワークは、「真似をすること」によって他者とのつながりを支える。目の前にいる他人と同じ動作をしたり、同じ表情を作ったり、身体と身体がシンクロする、「身体」がリンクするのが特徴だ。自閉症児では、感情にあわせて表情を作るときや他人の表情を見るときに、ミラーニューロンシステムがある下前頭回弁蓋部の活動が弱いようなのだ。

身体を基準としたミラーニューロンシステムは、目の前の人の痛みや苦しみに反応するとしても、相手の世界はあくまでも自分の延長でしかない。相手の文脈で対応するためには、相手の気持ちを推論のように知的に理性的に頭の中で理解する、メンタライジングネットワークが必要とされる。とはいえ、人はあらかじめルールが設定されたゲームの世界に生きるわけではないから、ときには扁桃体システムに基づき、情動で反応することも必要だ。それぞれの役割の分業とバランスが、大切なのである。

ちなみにこの社会脳は、生まれつき機能的な問題を抱える場合があるが、後天的な影響を受ける場合もある。文化や社会などからの影響だ。都市部の暮らしのように社会関係を広くもとうとするとストレスに晒《さら》され、恐怖を処理する扁桃体の大きさに影響をおよぼす可能性があるという。ここでいう社会関係とは、実際に社会で出会う人間関係のみならず、インターネット上の関係も含んでいる。日本のように人間関係が密接で距離が近い社会ではストレスが大きくなり、心身への影響は以前とは比べものにならないくらいになっているかもしれない。

隠れた障害、顔認知の多様性

最近になって、自閉症者と症状がよく似た、生まれつき相手の顔を見ることができない「発達性相貌失認」が見つかっている。生まれたときからそうした行動を示すことから、自分の問題が自覚できない。俳優のブラッド・ピットも自身が相貌失認であることを公言している。

スタジオで顔を合わせていた人に、街中でバッタリ出会っても、それがスタジオにいた人と認識できずに素通りしてしまう。俳優という職業がら、大勢の人から見られるため目を合わせるのを故意に避けたり、単に社交性がないから無視しているのではなくて、顔の見分けがつかないのだ。こうした行動は社会生活を営むうえで大きな誤解を生む。

発達性相貌失認は、自閉症と同じような見方をすることがわかっている。自閉症者ができなかったネイボン課題（図6―2参照）も、発達性相貌失認のテストに含まれている。部分に注目してしまい、全体を見る能力に欠ける。顔を見るときの視線を計測すると、普通は顔全体に視線がいくのに、目・鼻・口といった顔のパーツのどれかひとつしか見ていない。ちなみにこれとは逆にスーパーレコグナイザーと呼ばれる、顔を区別することが通常よりも優れている人は、顔の真ん中に視線を集中してざっと見る方略を取るという。顔の見方に問題があるという証拠である。

この逆の症状が、認知症の一種のレビー小体型認知症の患者だ。彼らは過度に顔に反応してしまうため、顔ではないのに顔に見えてしまうパレイドリア現象を引き起こす（116ページ参照）。

レビー小体型認知症の主な症状は、幻想や妄想が生じやすいことだ。ポケットの中に小人が見えたり、人がいないのに人がいると主張する。この幻覚の原因には、顔の見えすぎがあった。顔を見出して、そこに人の姿を作り出すのだ。試しにごく普通の風景写真を見せてみると、トラやチョウの羽の模様、樹木の木目などに、次々と顔を見つけ出すことがわかっている（図6―6）。

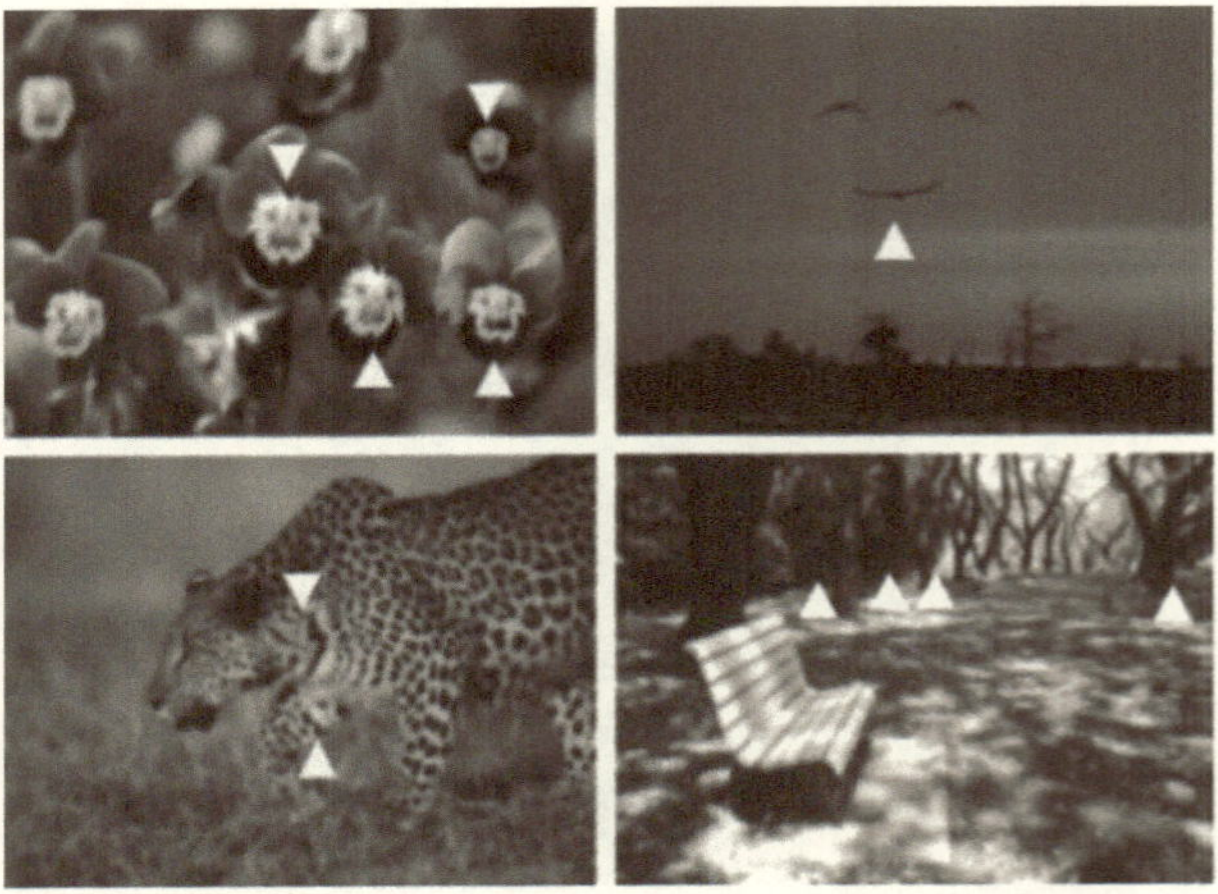

図6－6　パレイドリア現象　レビー小体型認知症の人は顔ではないところに顔が見えてしまう。（Makoto Uchiyama, Yoshiyuki Nishio, Kayoko Yokoi, Kazumi Hirayama, Toru Imamura, Tatsuo Shimomura, Etsuro Mori,　2012 Pareidolias: Complex visual illusions in dementia with Lewy bodies, *Brain* 135,2458-2469）

あちこちに見える顔から、存在しない小人や幽霊が見えると信じ込むようになるのだ。これは特殊な事例ではなく、ある種の精神状態になったとき、誰にでも起きることなのかもしれない。たとえば恐怖の感情が高まったようなとき、なにもないところに幽霊が見えたりするのは、同じ精神状態になったために起きている可能性があるのだ。

このように顔を見ることにはさまざまな多様性があり、それが社会能力の良し悪しにつながっている可能性がある。特に自閉症者が苦手なことは表情のよみ取りだが、「眉がつり上がっているから怒っているな。

いまは近づかないでおこう」「口元が上がっているのは気分がよい証拠。いまは近づいてもだいじょうぶ」といったルールを作って、状況判断の訓練をすることもある。相手の顔だけからこうした情報を容易に取り出せないと、相手との関係を作る上で、戸惑うことになろう。道を歩いている人の顔と容姿だけから、その人が親切そうかどうか、危険はないか、こうしたよみ取りに失敗してしまうと、結果として生活に支障をきたすことになる。顔を見ることは、社会関係の根幹を作り上げているのだ。

文化のちがいに配慮を

脳に個人差があるように、コミュニケーションスキルにも個人差がある。それが脳の特徴ともいえるが、コミュニケーションに何が求められるかは、その国や地域の文化によってちがいがある。つまり同じ自閉症であったとしても、生活する文化によってその受け止め方にちがいがあるということだ。

たとえば、他人への視線の向け方にも文化(地域)によって差がある。目を見て話すというのは、欧米人の発想であり、日本人は、視線を合わせることは相手に失礼と感じる。

視線の動向を日本と欧米とで比較したところ、欧米人は相手とアイコンタクトを続けようとするのに比べ、日本人は相手と呼応して視線をうまくそらす行動が見られるという。見知らぬ人の顔を記憶するときの視線の動きを、アイカメラで実際に調べてみると、なるほど日本人は目を避ける傾向が強く、欧米人は目を避けることなく、相手の顔全体を見ようとした。

この視線のとり方の相違は、表情をよみ取るときには変わる。日本人は目に注目するのに対し、欧米人は記憶する際と同じように、顔の全体を見る。状況に応じて見方を変える日本人と比べると、欧米人は、顔の見方に一貫性がある。常に顔を判断する上での最適な見方、顔全体を見るのである。

一方の日本人は、顔を記憶する際には他人の視線を避けているかと思えば、表情を見るときには、あえて他人の目を見ている。目の動きから表情をよみ取ろうとする日本人は、そもそもが表情をおおげさに作りあげない。相手の繊細な表情をよみ取ろうとするがために、目に注目するのである。それに対し、おおげさに表情を作る欧米人は口を大きく動かす。表現のちがいが、見方のちがいに結びついているのだ。

そもそも、喜び・驚き・恐れ・嫌悪・怒りといった表情の区分も、日本や東アジアと欧米では異なるという。これまでは、こうした表情の区分はどこの国でもどんな文化圏でも普遍的だといわれてきたが、それは西洋の基準であり、東アジアでは表情の区分が曖昧であるという。きちんと定義を決めて区別する西洋に対し、日本人は区分を曖昧にしたまま相手の意図をよむという、ある意味で過度なよみ取りを要求するところがある。それは自閉症者をはじめとした見方のちがう立場からすると、窮屈な社会であるのかもしれない。

自閉症の理論、システムと共感と男女差

ここで、自閉症に関する理論について解説しておこう。

彼らの独特なものの見方、部分にだけ注意を向けることに着目したバロン＝コーエンの「システム化仮説（sensory hypersensitivity）」がある。この理論は、統合失調症ではない古典的

な自閉症から、知的障害を伴わないアスペルガー症候群、特殊技能をもつサヴァン症候群まで、さまざまな自閉症の状態を説明できるという。

ちなみにバロン＝コーエンは、ＡＳＤ（自閉症スペクトラム障害）ではなく、ＡＳＣ（自閉症スペクトラム症状）の用語を使うことを提唱している。自閉症の状態は連続体をなすものであり、明確な境界で分類できないと、社会精神科医ローナ・ウィングによって提唱された考え方だ。

システム化仮説によると、自閉症者は世界を共感的にみるのではなく、世界をシステムとして分析し、どう働くかを規則に従い予測するという。そのためには繰り返されるパタンを発見して、次にシステムを構築するルールを探し出し、ルールに従うのだ。

自閉症者に特有な行動にはさまざまあるが、その人が何に興味をもつか、また本人の能力によってタイプが分かれる。しかし誰にでも共通するのが、関心の幅が狭いこと、変化を嫌い、常に同じことへの欲求が強いことだ。これらは感覚過敏に基づくという。予測と反復には強い情動的快楽が関係しており、脳の報酬系が関与していると考えられている。

たとえば「感覚」を重視したタイプでは、手に落ちる砂の感覚をひたすら楽しんだり、毎日同じものを食べたがったりする。「運動」を重視したタイプは、ぐるぐると回転し続けることを楽しみ、ニットのパタンやテニスの技能を学ぶことに喜びを見出す。「集合」を重視したタイプは、木や石を集め、集めたものをリスト化することを楽しむ。「数字」を重視したタイプは、時刻表やカレンダーに没頭し、数学に凝る。「自然」を重視したタイプは、天気を気にし、植物のラテン語表記を覚え、その最適な成長状況を学ぶ。「言語聴覚」を重視したタイプは、同じ音を繰り返し発音したり、単語と単語の意味を集める。その他には、社会階級、機械や位置、実にさまざまな事象にシステムを見出すという。

この説を後押しする事実として、第1章でも述べた、8〜11歳のアスペルガー症候群の人の理科のテストがある。彼らの点数は、平均よりも高く、また他人の視点を推測することが苦手なようだ。

このシステム化仮説と対抗する理論が、自閉症を説明する理論の主流とされてきた「中心性統合弱化説（ＷＣＣ：Weak Central Coherence）」と「実行機能障害説（ＥＤ：Executive Dysfunction）」だ。じつはこれら2つの理論は自閉症のマイナス面に着目しているのに対し、「システム化仮説」は、中立な立場にある。

実行機能障害説では、自閉症は運動操作や注意、思考を制御する中央実行系に問題があり、計画を立てたり注意の切り替えをすることに障害があるとする。新しいプランを柔軟にこなすことができないので、常同行動を繰り返すことも多い。これらの特徴は前頭前皮質に障害を受けた患者に特徴的な症状だが、同じような障害をもたない自閉症では、前頭前皮質が発達的に成熟していない可能性があると主張する。

中心性統合弱化説では、情報の関連付けと統合のつまずきが指摘されている。統合することができないため、細部に注目するのだ。統合能力の欠如が最大の特徴と考えられていたのが、じつは限定された部分の短い結合が過剰すぎるため、広い範囲の結合が不十分なことから、部分で処理する傾向が強くなるという考えだ。

いずれも自閉症者の能力を過小評価しているところがある。自閉症者が注意の切り替えに困難があるというのは正しいが、注意が狭いことは病的なことというよりも、自閉症者は細部に深く注意が入り込みすぎるため、それ以外の情報を抑制しているにすぎないのだ。また、全体処理ができないというのではなく、時間をかければ全体処理に達するという。いずれもシステム理論では説明でき、長所も短所も同じ理論から説明できるところが特徴だ。

たとえば「りんご」といわれたら、自閉症者はあらゆる事例をサーチして、どんな種に属しているかまで考え出す。あらゆる可能性をひとつひとつつぶしていく、すべての可能性の情報処理を行うため、情報処理が極めて多量となる。結果として処理に時間がかかるが、最終的には解へと到達するのである。自閉症者は先入観でトップダウンに判断を絞らず、機械的でフェアな見方をしているがために、時間がかかるといえよう。

こういう点を考慮にいれると、自閉症者に対しては学習の仕方だけでなく、テストの設定にも気を遣う必要がある。解答までに費やす時間がはるかに長いことを前提にして、能力を評価すべきといわれている。含みをもたせた表現は禁じ手だ。

その他の理論として、第1章でも紹介した、「心の理論」に基づいた「マインドブラインドネス仮説」がある。先のメンタライジングも同じことで、他人の心を推測することができない。生後14ヵ月の時点で自閉症児は共同注意を示すことが少なく、指差しも少ない。生後24ヵ月になると、健常児は相手の様子を窺うマインドリーディングスキルを伸ばす「ふり遊び」をするようになるが、自閉症児では少ない。4歳になっても、自閉症児は「だまし」の理解が遅く、いっていることと考えていることがちがうことにショックを受けることもある。健常児は9歳になると、他者を傷つけない、失礼にならないようなふるまいを学ぶが、自閉症児では12歳になってもこの域には達しない。マインドブラインドネス仮説はこれらの社会性とコミュニケーションの困難さを説明できるが、他の問題を説明できないという、大きな欠点がある。

最後にこの本で説明してきた背側経路と腹側経路とよく似た「大細胞仮説」についても触れておこう。視覚野に入る手前の外側膝状体に問題があるという説だ。外側膝状体は、視神経から入る情報を小細胞と大細胞に分けて視覚野に伝達する。小細胞は形や色を伝達し、大細胞は動きを伝達するのだが、このうち大細胞だけが壊れているという説だ。動きを伝達する大細胞が壊れるのは、動きの苦手な背側経路と同じ問題をもつことになるが、「背側経路の脆弱性仮説」と比べると障害の部位が異なる。自閉症では、単純な動きを見ることには問題はないが、より複雑な運動を見ることが難しい。こうした見方のずれが起因となり、複雑な認知処理に問題が生じてくる。ただし、原因部位が背側経路か外側膝状体かは、今後の解明が待たれるところである。

男女差とホルモンと自閉症と脳

現在ではそれほど主流ではないが、脳や感情の男女差から自閉症を説明できるという説もある。自閉症は超男性がもつ特徴だとする説は、アスペルガー症候群の名付け親であるオーストリアの小児科医ハンス・アスペルガーがすでに示した古典的な考えだ。

羊水のホルモンの状態が性差に関与するといわれ、妊娠期にストレスに晒されると、男性ホルモンのテストステロンが羊水内で減少し、男児の発育に影響することは古くから指摘されていた。それは第二次大戦中の妊婦を対象に、確認されている。

さらに、女性の方が老年期にアルツハイマー病になる確率が高いことと、胎児期における神経細胞数の男女差（男児の方が多い）が指摘され、その原因として、ホルモンと脳との関係が再度指摘されるようになった。バロン＝コーエンによれば、テストステロンは脳の発達の敏感期に作用し、脳梁の大きさや左右半球機能差に影響を与えるというのである。

この脳梁の大きさと左右半球の機能差こそが、脳の男女差を生み出し、一般的に男性は空間認知に優れ、女性は言語能力と社会性に優れているということになっている。

イギリスでは出産後の羊水を集め、羊水中のテストステロンとその後の発達の関係が調べられている。現在のところ、生後12ヵ月時点での視線の一致や顔認知、生後24ヵ月時点の語彙習得、生後48ヵ月の社会関係の構築の質との関連が検証されている。ここから自閉症との関連が、今後見出されるかもしれない。

自閉症の超男性を裏付ける理由として、自閉症では脳の男女差がより顕著に見られるという。頭全体の大きさ、重さ、頭周と、乳幼児期における扁桃体はより大きい方向に傾き、前帯状回、上側頭回、下前頭回は逆に小さいという。特に前帯状回、上側頭回、下前頭回は女性に特有な共感にかかわる部位であるが、自閉症者にとっては苦手とするところだ。

自閉症の超男性脳仮説は、男女を対比させた自閉症の「共感化―システム化仮説」を生み出すことになった。男女の対立を、システムと共感の対立とするのである。それによれば自閉症は超男性で、男性がもつ空間能力の高さはシステム化の一種であり、男性が不得意とする言語能力や社会性は共感性が低いことに起因し、自閉症ではこれらがより強調されているというのである。

スペクトラムを考える

最後に発達障害のもつ脳の特性から見た、個性の広がりについて話をしておこう。発達障害の問題とされる、他者との交流がうまく保てないことはそもそも、誰にでも、ある程度は備わっていることだろう。

自閉症は自閉症スペクトラム障害とも呼ばれていて、わずかな傾向をもつ人たちは、身近にも見かけることができる。特に偏差値の高い理系の大学には、比較的多くの自閉傾向の学生が見られるといわれている。

現実社会を振り返って見ると、低出生体重での出産数と生存率が増加している。20年前と10年前のデータを比べると、低体重児の比率が倍となり、一〇人に一人は低体重での出産ということになる。未熟な状態で生まれ、新生児期に長期間集中治療室で過ごす低体重児や早産児は、トラブルを誘発する可能性が高い。結果として、障害発生率や自閉症になる確率も高くなるのだ。

感覚レベルの過敏さは、近年になって自閉症者自身が自分の言葉で語りだした当事者研究に強く示されていた。彼らによれば、人それぞれで問題の現れ方や強さがちがっていて、しかも視覚が過敏な人、聴覚が過敏な人といったように、現れ方も分かれていた。こうして分類してみると、自分自身も何らかの兆候が備わっているように見えるのも自然な話だ。周囲の個性を見直すことは、自分自身の内面を考え直してみる機会になるかもしれない。

さらに社会性の問題も、推論が苦手なのか、感情的な反応が苦手なのか、あるいは身体レベルのつながりが希薄なのか……問題の起点はちがう。こうした問題の小さいレベルのものであれば、身近にも見受けられるように思える。感情的に相手に同調しているが自分中心の解釈だな、あるいは、理路整然と話しているようだが、冷淡に見えるな、などだ。

発達がばらつく素因は新生児の段階からあるものだが、初めの頃はほんとうに薄皮一枚のちがいであり、あるいはボタンの掛けちがい程度に小さな差であるかもしれない。それが周りとの負の連鎖によって、徐々に変化していくのであろう。そんな個々のちがいを、余裕をもって受け入れる社会ができたらということで、終わりにしよう。

あとがき

「自閉症の子たちには、ＡＤＨＤの子がヒーローに見えるんだよね！」

小児科医の先生から、ざっくばらんな席で聞いたお話です。療育プログラムで、たくさんの発達障害の子どもたちと接した際のエピソードだったと思います。自分なりのルールに従う自閉症の子たちにとって、自由に振る舞うＡＤＨＤ児の存在はキラキラ光り輝いて見えるというのです。

生き生きとした人間関係の話を聞いて、ふと、これは社会の中での人間関係にも当てはまるのではないかと思いました。この本を書きながらも、そのときの思いは消えないまま、心に残っていたことです。

筆者の専門は心理学で、視覚世界の成立の不思議を調べています。赤ちゃん実験室を立ち上げてから15年以上の歳月が過ぎ、一期生の赤ちゃんたちは中学生になっているわけですが、これまで見てきたのは赤ちゃんの姿だけでした。

赤ちゃんの世界は、驚くべき神秘に満ちています。

たとえば、この世の中が不変であることを前提に世界を見る「恒常性」は、発達初期の赤ちゃんにはありません。そのため、私たち大人が普通には気づかないような変化、たとえば照明の光のわずかな変化に気づくことができるのです。

そんな不思議な世界を保ったまま成長する人たちがいるかもしれない……。じつは、こうした驚くべき感覚世界をもっている人は、赤ちゃんにとどまらないことが、最近わかってきたのです。「赤ちゃんの感覚世界の不思議さ」を手探りで解明してきたように、赤ちゃん研究のやり方を発達障害の理解に生かせるかもしれないと思うようになったのです。

アメリカで赤ちゃん実験をしている共同研究者の中には、本書で紹介したオーティズム・スピークス（Autism Speaks）の資金で研究を始めた仲間もいます。驚くべき発見とともに、発達の仕方は一つだけではないということ、発達の多様性の一つとして発達障害を知る視点が必要だということがわかってきました。

発達障害の世界は不思議です。しかしアメリカのような大きな団体組織のない日本では、なかなか組織立った研究ができないのが現状です。赤ちゃんの知覚研究のときのように、日本ならではの綿密な実験計画と職人技から世界と同等に勝負するということができないようにも見えました。イギリス人の知り合いですら、「今や自閉症研究は一大産業なのに」と、なかなか進まない研究と、それを支える機関の対応の悪さにため息をついていました。大きい団体を持った大きな国の方が、俄然有利なことは事実です。それでも、臨床現場でさまざまな障害がある子どもたちと接する小児科医の先生方と話をする場や、いっしょに研究する機会も少しずつ増えてきたことも事実です。事務局を務める日本赤ちゃん学会の力は、大きいのです。赤ちゃん実験だけでは窺い知れなかった発達障害の世界から、新たな驚きを紹介できるようになればと思います。

これまでは「赤ちゃん」や「顔」に関する本を書いてきましたが、発達障害の話をまとめるのは、それらとは異質の生みの苦しみもありました。社会性の問題とその理由をまとめ直す作業は、自身の問題にも直面させられることも多くありました。これまでの人生、学生時代や子ども時代に社会とぶつかってきたことを、ぽつぽつと考え直す作業も入ってくるからです。ひとつひとつの問題が、自分自身の問題に変換され、時に心が乱れることもありました。また全く対極にある夫のことを、ついつい分析してしまったりもしました。そんな筆者自身のとらえ方や心の痛みも含めて、読者に伝われば幸いです。

このように、本書で語るひとつひとつのエピソードは、私たちとは別次元の話ではなく、自分の心の中に、あるいは周囲の人々の心の中に、それぞれのタイプは隠れているのかもしれない、そんなふうに感じてもらえるものばかりを選びました。この本をご覧になった方々が、自分たちの延長線として発達障害の問題を考えてもらえるきっかけになればと願っています。

迷いがある分、この世界ではまだまだ駆け出しともいえるかもしれません。新しい知見を求めて探究し、再び新しいお話を提供できたらと思います。そして最後に、発達障害は診断基準も含めて、これから解明すべきことがまだまだたくさんあります。これから先、もっと新たな知見が見出されることを期待したいと思います。

筆者は実験心理学者なので、どっぷりと発達障害の人たちの中にいるわけではありません。この本は、そんな心理学者からの目線のものだと思ってください。そんな立ち位置でまとめることは手探りの状況であり、時には迷える子羊になりそうなところを、編集担当の小澤久さんに助けていただきました。小澤さんとは研究者として独り立ちを始めたころに、科学雑誌『クォーク』の取材でお会いしたご縁もあり、こうして仕事をご一緒にできたこと、出会いに感謝したいと思います。

二〇一六年一月

山口真美

Brain Sciences, 1, 515–526.

Strawson, P. 1964 Intention and convention in speech acts. *Philosophical Review*. 73, 439–460.

Wimmer, H. & Perner, J. 1983 Beliefs about beliefs. Representation and constraining function of wrong beliefs in young children's understanding of deception. *Cognition*, 13, 103–128.

Dennett, D. C. 1983 Intentional system in cognitive ethology: the "Panglossian paradigm" defended. *Behavioral and Brain Sciences*, 6, 343–390.

Joseph P. McCleery, Elizabeth Allman, Leslie J. Carver, and Karen R. Dobkins 2007 Abnormal Magnocellular Pathway Visual Processing in Infants at Risk for Autism. *Biological Psychiatry*. 62,1007–1014.

今野義孝 訳『自閉症とマインド・ブラインドネス』青土社　1997
フランシス・ハッペ　著　石坂好樹・神尾陽子・田中浩一郎・幸田有史 訳『自閉症の心の世界——認知心理学からのアプローチ』星和書店　1997
Baron-Cohen, S., Leslie, A. and Frith, U. 1985 Does the autistic child have a "theory of mind"? *Cognition*, 21, 37-46.
Marcel Adam Just and Kevin A. Pelphrey(Eds.) 2013 *Development and Brain systems in Autism*. Psychology Press.
Francesca Happé and Uta Frith 2010 Autism and talent. Oxford University Press.
Dennett, D. C. 1978 Beliefs about beliefs. *Behavioral and Brain Sciences*, 1, 568-570.
Grice, H. P. 1957 Meaning. *Philosophical Review*. 66, 377-388.
Ozonoff, S., and Miller, J. N. 1995 Teaching theory of mind:A new approach to social skills training for individuals with autism. *Journal of Autism and Developmental Disorders*, 25, 415-433.
Perner, J., Frith, U. and Leslie, A. and Leekam, S. 1989 Exploration of the autistic child's theory of mind: Knowledge, belief, and communication. *Child Development*, 60, 689-700.
Premack, D. & Woodruff, G. 1978 Does the chimpanzee have a theory of mind? *Behavioral and*

3．発達障害の基礎知識
千住 淳『自閉症スペクトラムとは何か――ひとの「関わり」の謎に挑む』ちくま新書　2014
大藪泰、田中みどり、伊藤英夫 編著『共同注意の発達と臨床――人間化の原点の究明』川島書店 2004
サイモン・バロン＝コーエン 著　三宅真砂子 訳『共感する女脳、システム化する男脳』ＮＨＫ出版　2005
ドナ・ウィリアムズ 著　河野万里子 訳『自閉症だったわたしへ』新潮文庫 2000
岡 南『天才と発達障害――映像思考のガウディと相貌失認のルイス・キャロル』講談社　2010
東田直樹『自閉症の僕が飛びはねる理由――会話のできない中学生がつづる内なる心』エスコアール　2007
テンプル・グランディン 著　カニングハム久子 訳『我、自閉症に生まれて』学研　1994
テンプル・グランディン 他 著　中尾ゆかり 訳『自閉症感覚――かくれた能力を引きだす方法』ＮＨＫ出版　2010
サイモン・バロン＝コーエン 著　水野 薫、鳥居深雪、岡田 智 訳『自閉症スペクトラム入門――脳・心理から教育・治療までの最新知識』中央法規出版　2011
友田明美『新版 いやされない傷――児童虐待と傷ついていく脳』診断と治療社 2011
ジャネット・アトキンソン 著　金沢創、山口真美 監訳『視覚脳が生まれる――乳児の視覚と脳科学』北大路書房　2005
サイモン・バロン＝コーエン 著　長野敬・長畑正道・

板倉昭二『霊長類動物によるヒトの心の理解——ヒト以外の霊長類における「心の理論」』心理学評論
金沢 創『他人の心を知るということ』角川 one テーマ 21　2003
金沢 創『他者の心は存在するか——「他者」から「私」への進化論』金子書房　1999
Daniel P. Kennedy and Ralph Adolphs　2012 The social brain in psychiatric and neurological disorders *Trends in Cognitive Sciences*, Vol. 16, No. 11,559-572
Makoto Uchiyama, Yoshiyuki Nishio, Kayoko Yokoi, Kazumi Hirayama, Toru Imamura, Tatsuo Shimomura, Etsuro Mori,　2012 Pareidolias: complex visual illusions in dementia with Lewy bodies, *Brain* 135, 2458-2469
Weigelt, Sarah, Koldewyn, Kami, Kanwisher, Nancy 2012.　Face identity recognition in autism spectrum disorders: a review of behavioral studies.
Neuroscience and Biobehavioral Reviews, 36, 1060-1084.
Vol.40 No.1 p.8-21, 1997
Sarina Hui-Lin Chien　2011, No more top-heavy bias: Infants and adults prefer upright faces but not top-heavy geometric or face-like patterns, *Journal of Vision* Vol. 11, 13

参考文献

１．視知覚一般の基礎知識

一川 誠『大人の時間はなぜ短いのか』集英社新書 2008

メルヴィン・グッディル、ディヴィッド・ミルナー 著 鈴木光太郎、工藤信雄 訳『もうひとつの視覚――〈見えない視覚〉はどのように発見されたか』新曜社 2008

クリストフ・コッホ 著　土谷尚嗣、金井良太 訳『意識の探求――神経科学からのアプローチ（上）』岩波書店　2006

エリック・カンデル 他 編集　金澤一郎・宮下保司 監修『カンデル神経科学』メディカル・サイエンス・インターナショナル 2014

山口真美、金沢創『赤ちゃんの視覚と心の発達』東京大学出版会　2008

Isabel Gauthier and Michael J. Tarr 1997, Becoming A "Greeble" Expert: Exploring Mechanisms For Face Recognition. *Vision Research* Vol. 37, No. 12, 1673-1682

２．社会性に関する基礎知識

山口真美・柿木隆介『顔を科学する――適応と障害の脳科学』東京大学出版会　2013

千住 淳『社会脳の発達』東京大学出版会　2012

さくいん

【欧文】

ADHD（注意欠陥多動物性障害） 7, 71
Amygdala（扁桃体） 146
ASC（自閉症スペクトラム症状） 160
ASD（自閉症スペクトラム障害） 7, 160
Autism Speaks（オーティズム・スピークス） 37, 39
CDC（アメリカ疾病予防管理センター） 39
dorsal stream vulnerability theory（背側経路の脆弱性仮説） 105
ED：Executive Dysfunction（実行機能障害説） 161
EDD（視線の検出） 128
Eye Direction Detector（視線検出器） 24
false belief task（誤信念課題） 20
FFA：Fusiform Face Area（紡錘状回顔領域） 106, 113, 146
ID（意図を検出すること） 128
IQ（知能指数） 22
Infant-Directed Speech（育児語） 135
Intentionalily Detector（志向性検出器） 24
Mindblindness（マインドブラインドネス） 22
OKN（視運動性眼振） 91
PPA：Parahippocampal Place Area（海馬傍回場所領域） 106
PTSD（心的外傷後ストレス障害） 52
retrosplenial cortex（脳梁膨大後部皮質） 106
sensory hypersensitivity（システム化仮説） 159
Shared Attention Mechanism（共同注意機構） 24
STS：Superior Temporal Sulcus（上側頭溝） 146
Theory of Mind Mechanism（心の理論機構） 24
WCC：Weak Central Coherence（中心性統合弱化説） 161

N.D.C.493.7　183p　18cm

ブルーバックス　B-1954

発達障害《はつたつしようがい》の素顔《すがお》

脳の発達と視覚形成からのアプローチ

2016年 2 月20日　第 1 刷発行
2023年10月13日　第 7 刷発行

著者　山口真美《やまぐちまさみ》
発行者　髙橋明男
発行所　株式会社講談社
〒112-8001 東京都文京区音羽2-12-21
電話　出版　03-5395-3524
販売　03-5395-4415
業務　03-5395-3615
印刷所　（本文表紙印刷）株式会社ＫＰＳプロダクツ
（カバー印刷）信毎書籍印刷株式会社
本文データ制作　長谷川義行（ツクリモ・デザイン）
製本所　株式会社ＫＰＳプロダクツ

ISBN978−4−06−257954−4

発刊のことば

科学をあなたのポケットに

二十世紀最大の特色は、それが科学時代であるということです。科学は日に日に進歩を続け、止まるところを知りません。ひと昔前の夢物語もどんどん現実化しており、今やわれわれの生活のすべてが、科学によってゆり動かされているといっても過言ではないでしょう。

そのような背景を考えれば、学者や学生はもちろん、産業人も、セールスマンも、ジャーナリストも、家庭の主婦も、みんなが科学を知らなければ、時代の流れに逆らうことになるでしょう。

ブルーバックス発刊の意義と必然性はそこにあります。このシリーズは、読む人に科学的に物を考える習慣と、科学的に物を見る目を養っていただくことを最大の目標にしています。そのためには、単に原理や法則の解説に終始するのではなくて、政治や経済など、社会科学や人文科学にも関連させて、広い視野から問題を追究していきます。科学はむずかしいという先入観を改める表現と構成、それも類書にないブルーバックスの特色であると信じます。

一九六三年九月　　野間省一

ブルーバックス　医学・薬学・心理学関係書（Ⅱ）

ブルーバックス　医学・薬学・心理学関係書（Ⅲ）

ブルーバックス　地球科学関係書（I）

ブルーバックス　地球科学関係書（II）

2134 大陸と海洋の起源　アルフレッド・ウェゲナー　竹内　均＝訳　鎌田浩毅＝解説
2148 温暖化で日本の海に何が起こるのか　山本智之
2180 インド洋　日本の気候を支配する謎の大海　蒲生俊敬
2181 図解・天気予報入門　古川武彦／大木勇人
2192 地球の中身　廣瀬　敬